心胸血管专科护士培训系列

总主编　李海燕　陆小英

心胸血管疾病护理常规与应急预案

主　审　张玲娟　陈和忠　韩　林　陆清声
主　编　顾君君　李烟花　郭志福

上海科学技术出版社

图书在版编目（CIP）数据
心胸血管疾病护理常规与应急预案 / 顾君君，李烟花，郭志福主编. -- 上海 : 上海科学技术出版社，2025. 5. -- ISBN 978-7-5478-7115-7
Ⅰ. R473.6
中国国家版本馆CIP数据核字第20250EB332号

心胸血管疾病护理常规与应急预案

主　审　张玲娟　陈和忠　韩　林　陆清声
主　编　顾君君　李烟花　郭志福

上海世纪出版(集团)有限公司
上 海 科 学 技 术 出 版 社　出版、发行
(上海市闵行区号景路159弄A座9F-10F)
邮政编码 201101　www.sstp.cn

开本 787×1092　1/16　印张 9.25
字数 170 千字
2025年5月第1版　2025年5月第1次印刷
ISBN 978-7-5478-7115-7/R·3245

内容提要

本书系统梳理了心血管、大血管、周围血管等常见心胸血管疾病的护理要点，并针对心胸血管急重症提出了应急预案。全书侧重临床护理实践活动，贯穿患者入院、术前、术后及出院等的治疗全过程，不仅实用性强，而且具有较高的创新性，对临床护理实践具有很强的指导意义。

本书不仅可以作为临床心胸及血管外科专科护士的参考书与培训教程，也可为其他相关专业临床护理人员提供参考。

编委会

主　审

张玲娟　陈和忠　韩　林　陆清声

主　编

顾君君　李烟花　郭志福

副主编

黄　燕　顾赛男　沈美芳　倪逸倩　李　蓉

秘　书

濮世俊

编　者

（按姓氏笔画排序）

于　洁　王　娜　王金萍　史梦燕　刘　静　李　蓉
李　慧　李云柯　李亚杰　李明凤　李烟花　李海燕
吴从从　邹秋红　沈美芳　陆小英　周　云　施玲丽
聂莹莹　顾君君　顾赛男　倪逸倩　高　婷　黄　燕
曹爱芳　蒋超群　植艳茹　濮世俊

编者单位：海军军医大学第一附属医院

前言

随着医学技术的快速发展，心胸血管疾病护理领域正面临着更高层次的挑战。护理工作不仅需要精准执行医嘱，更需在复杂多变的临床情境中快速判断、规范操作，以保障患者安全、提升救治成效。为适应这一需求，构建系统化、标准化的护理常规与科学高效的应急预案体系，已成为临床护理质量提升的关键。为此，海军军医大学第一附属医院心胸血管普外片病区组织护理骨干们共同编写了本书。

本书聚焦心胸血管专科护理的核心场景，分为两大部分。第一部分围绕“护理常规”，系统梳理了心血管内科、心血管外科、血管外科及胸外科常见疾病的标准化护理路径，涵盖围手术期管理、重症监护、并发症预防等关键环节。第二部分立足“应急预案”，针对急性心肌梗死、急性大出血、主动脉夹层破裂、肺栓塞等危急重症，结合最新临床指南与实践经验，构建了流程化、可视化的应急响应方案。

作为一本专科护理工具书，本书具有三大特色：其一，突出“全周期管理”，从患者入院评估到出院随访，细化各环节护理标准；其二，强调“团队协作”，在应急预案设计中融入多学科协作机制，明确护理人员在急救各环节中的角色定位；其三，注重“循证实践”，内容编写参考国内外最新指南共识，并通过临床场景模拟验证方案可行性。我们期待本书能成为护理人员应对心胸血管疾病的“护理指南”，为降低护理风险、提升抢救成功率提供有力支撑。

在此，谨向参与本书编审的医疗护理专家致以诚挚感谢，正是各位护理骨干的临床智慧与严谨态度，使得理论与实践得以在此书中交汇融合。当然，由于编者水平有限，书中难免存在疏漏，我们期待临床一线的反馈与建议，以共同推动心胸血管专科护理的持续精进。愿此书能化作临床护理工作者手中的一盏明灯，在守护心胸血管疾病患者生命的征程中，照亮规范与安全的航向。

主编

2024 年 8 月

目录

第一篇　护理常规

第二篇 应急预案

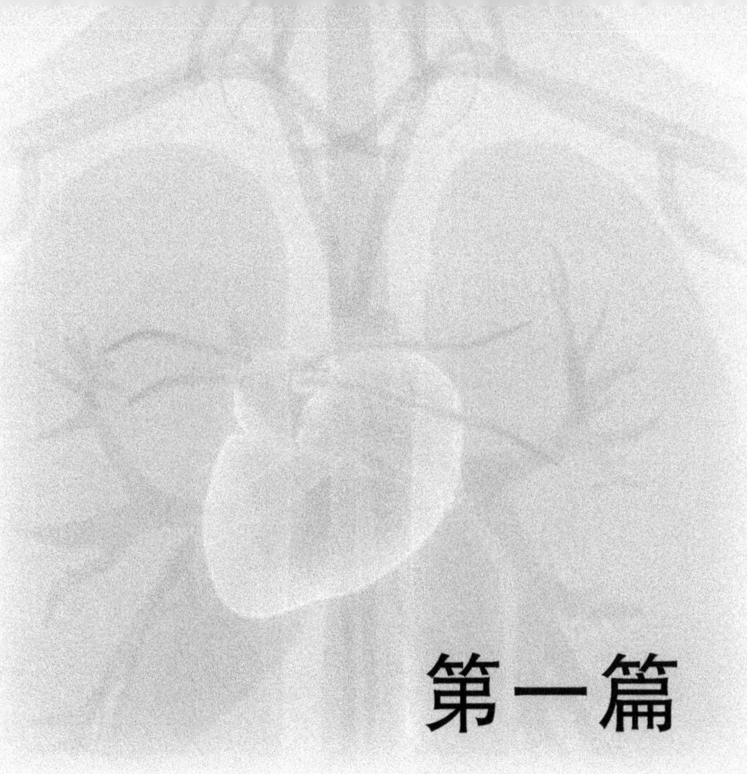

第一篇

护理常规

第一章　心血管疾病护理常规

第一节　心血管疾病腔内微创治疗护理常规

心血管疾病腔内微创治疗是在医学影像技术即数字减影血管造影(digital subtraction angiography, DSA)等引导下，由专业医生借助导管材料及器械操作，以微创伤技术完成疾病的诊断及治疗的特殊技术。心血管疾病常见的腔内微创手术包括：冠状动脉造影术、冠状动脉球囊扩张术、冠状动脉支架植入术、射频消融术、经冷冻球囊导管消融术、人工心脏起搏器植入术、肥厚型心肌病化学消融术、先天性心脏病封堵术、二尖瓣狭窄/肺动脉瓣狭窄球囊扩张术、经导管主动脉瓣置换术、左心耳封堵术等。

【入院护理】

1. *环境介绍*　热情接待患者，向患者介绍病区环境，使其消除陌生感和紧张感。

2. *健康评估*　了解患者疾病既往史、家族史、用药史、过敏史、生育史、现病史等，结合患者营养状态以及实验室、影像学、心电图和其他特殊检查结果，评估患者病情，并做好疼痛、心理、自理能力、压力性损伤、导管滑脱、跌倒/坠床、营养、静脉血栓栓塞症(venous thromboembolism, VTE)风险等评估。

3. *饮食护理*　耐心向患者讲解饮食治疗的重要性，以取得其配合。对于未合并其他疾病的先天性心脏病患者，无特殊饮食要求。对于高血压、冠心病患者，予低盐、低脂、高蛋白、高维生素、易消化饮食，避免浓茶、咖啡等刺激性食物。每餐不宜过饱，以免增加心脏负担。戒烟限酒，避免二手烟，酒精摄入量在0～100 g/周为宜。对于高胆固醇血症的患者，建议膳食胆固醇摄入<300 mg/d。对于高尿酸血症的患者，避免摄入高嘌呤食物，如肝脏、肾脏等动物内脏，贝类、牡蛎和龙虾等带甲壳的海产品，大部分鱼虾和肉汁等；适当吃中嘌呤食物，如豆腐、禽畜肉、嫩豆类蔬菜、蘑菇等；推荐吃低嘌呤食物，如鸡蛋1个/d，脱脂或低脂乳类300 mL/d。对于心功能不全的患者，一般钠盐摄入量<3 g/d，液体摄入量1.5～2 L/d，以减轻心脏前负荷。

4. *用药护理*　掌握心血管疾病常用药物的剂量、方法、作用及不良反应，遵医嘱正确指导服药。如使用抗心律失常药物，应严密监测患者心律、心率的变化；如使用扩血管药物，应注意患者血压的变化以及有无头晕、头痛的发生。静脉用药时，建议使用微量泵或输液泵严格控制给药速度；如使用抗血小板聚集或抗凝药物，应观察患者有无出血表现，如牙龈出血、皮下出血、血尿、黑便等，一旦出现上述情况，立即汇报医生进行相应处理。

5. 病情观察

(1) 疼痛评估：了解患者有无疼痛主诉，评估疼痛的部位、性质、持续时间，及时通知医生采取相应措施并给予心理护理，注意观察镇痛效果。

(2) 心电图监测：遵医嘱行心电图检查，严密观察患者的心电图变化，如有异常及时汇报医生，必要时遵医嘱予心电遥测或心电监护。

(3) 血压监测：严密监测患者血压变化，如有异常及时汇报医生。

6. 吸氧护理　根据医嘱给氧，给氧过程中观察患者情况，及时识别并发症。根据疾病及氧流量需求选择给氧方式，对于急性肺水肿患者，建议予高流量吸氧，对于慢性肺源性心脏病患者，建议予持续低流量吸氧(表 1-1-1)。

表 1-1-1　氧疗常用方式

氧流量需求	给氧方式
1～5 L/min	鼻导管
5～10 L/min，未合并高碳酸血症风险*	普通面罩
6～15 L/min，未合并高碳酸血症风险	储氧面罩
2～15 L/min，合并高碳酸血症风险	文丘里面罩
8～80 L/min，pH>7.3	高流量湿化氧疗

注：* 高碳酸血症是指标准大气压下，血液中的动脉血二氧化碳分压>45 mmHg。

7. 活动指导　根据加拿大心血管病学会(Canadian Cardiovascular Society，CCS)分级方法指导患者适当活动(表 1-1-2)。

表 1-1-2　心功能分级和相应的活动指导

分级	表　现	活　动　指　导
Ⅰ级	一般体力活动(如步行和登楼)不受限，但在强、快或持续用力时发生心绞痛	不限制一般的体力活动，适当参加体育锻炼，避免剧烈运动和重体力劳动
Ⅱ级	一般体力活动轻度受限，快步、饭后、寒冷或刮风中、精神应激或醒后数小时内发生心绞痛	适当限制体力活动，增加午睡时间，轻体力工作和家务劳动不影响
Ⅲ级	一般体力活动明显受限，一般情况下平地步行 200 m 以内，或登楼一层引起心绞痛	严格限制一般的体力活动，每日有充分的休息时间，日常生活可以自理或在他人协助下完成
Ⅳ级	轻微活动或休息时即可发生心绞痛	绝对卧床休息，取坐位或半卧位，将日常所需用物如茶杯、餐具、眼镜、书报等放置于患者伸手可及之处，照顾其在床上或床旁使用便器

8. 排泄护理　鼓励患者养成每日排便习惯。排便困难者可遵医嘱予缓泻剂口服，必要时予不保留灌肠，对心功能不全或危重患者遵医嘱记录 24 h 出入量，每日定时测量体重。

9. 心理护理　关心、体贴、鼓励患者，做好充分的解释、安慰工作，加强患者的健康教育，鼓励患者改变不良生活习惯和嗜好，增强患者战胜疾病的信心。

【术前护理】

1. 心理护理　向患者和家属发放宣教材料，讲解手术的意义及手术流程，消除患者和家属的紧张情绪，以取得患者的信任与配合。告知患者以积极的心态接受手术，避免精神紧张致血压升高而影响手术。如患者入睡困难，可遵医嘱予镇静药物口服，以保证充足的睡眠。

2. 术前准备

（1）完善血常规、肝肾功能、凝血等血检验检查及胸片等辅助检查。

（2）指导或协助患者清洁手术部位皮肤。如毛发影响手术操作时，使用剪毛器去除毛发。

（3）非术侧上肢留置静脉留置针。

（4）行局部麻醉的患者术前进食清淡、易消化食物，不要进食过饱，避免术中出现恶心、呕吐而引起窒息。避免进食易产气的食物，如豆制品、牛奶、糖类等，以防平卧时出现腹胀、腹痛等不适。行全身麻醉的患者术前禁食 6 h、禁饮 2 h。如术前等待手术时间过长，可遵医嘱适量补液。

（5）术前遵医嘱按时服用降压、抗血小板聚集药物，降糖药物应根据是否禁食和血糖情况遵医嘱使用。

（6）手术部位在下肢者术前练习床上大小便，以避免因术后体位改变引起尿潴留或便秘。

（7）嘱患者脱去内衣、裤，贴身穿病员服，术前需排空膀胱。

（8）术前取下活动义齿、眼镜、手表、首饰等物品并妥善保管。

3. 病情观察

（1）生命体征评估：关注患者生命体征的变化，包括血压、心率、心律等。

（2）心功能评估：观察患者有无胸闷、气喘、呼吸困难等不适主诉，注意监测患者血 B 型钠尿肽（brain natriuretic peptide，BNP）指标和超声心动图等是否正常。

（3）肾功能评估：注意监测患者尿量、血清肌酐、尿素等指标。

（4）血电解质评估：尤其注意观察血钾值。观察患者有无肢体麻木、活动无力等不适症状，观察心电图改变等。

【术后护理】

1. 体位与活动　心血管疾病腔内微创治疗患者术后根据穿刺部位不同给予体位与活

动指导(表 1-1-3)。

表 1-1-3 体位与活动

穿刺部位	体位与活动指导
桡动脉	以卧床休息为主,穿刺侧手臂抬高,如患者有能力自己下床可以下床活动
肱动脉	以卧床休息为主,穿刺侧上肢保持伸直位 12～24 h。患者有能力自己下床可以下床活动
股动脉	取平卧位,穿刺侧肢体制动。穿刺伤口可予沙袋压迫 4～6 h,12 h 后视伤口情况可下床活动。如股动脉伤口使用动脉血管缝合器缝合,术后 6 h 伤口无渗血、渗液,可下床活动
股静脉	取平卧位,穿刺侧肢体制动。穿刺伤口沙袋压迫 2～4 h,6 h 后视伤口情况可下床活动

2. *饮食指导* 对于行局部麻醉的患者,术后无不适可进食,对于行全身麻醉的患者,术后 6 h 无胃肠道反应时可进食,逐渐由半流饮食过渡到普通饮食(患者合并消化系统疾病时,应该根据具体病情决定饮食类型)。饮食宜清淡、易消化。

3. *病情观察* 术后密切监测患者的生命体征,尤其是血压、心率、心律、呼吸、体温等变化,观察患者的意识和肢体活动情况,视病情遵医嘱予心电遥测或心电监护。

4. *伤口护理* 患者穿刺处予压迫器或沙袋压迫,如使用旋钮式压迫止血器则每 2 h 逆时针放松一次,术后 6 h 旋钮全部放松。观察伤口有无渗血、渗液、瘀斑、血肿等,如有应及时更换敷料。如患者出现伤口疼痛,及时评估疼痛部位、性质和持续时间,必要时遵医嘱使用镇痛药物,做好药物疗效的观察。

5. *用药护理* 参见第一章第一节心血管疾病腔内微创治疗护理常规入院护理中相关内容。

6. *常见并发症的观察及护理*

(1) 穿刺部位出血

1) 原因:术后穿刺部位压迫止血不到位;患者较早活动;围术期使用抗凝、抗血小板聚集等药物。

2) 临床表现:穿刺点敷料渗湿,或穿刺点周围皮下青紫、硬结、肿胀。患者可主诉穿刺点周围胀痛,严重者有心率增快、出冷汗、血压下降等失血性休克表现。

3) 预防和护理:观察患者穿刺点有无渗血、渗液,穿刺点周围有无皮下瘀血、硬结以及肿胀出现,每班记录变化。观察穿刺侧肢体皮温、皮色、脉搏情况,有无疼痛、麻木等不适。嘱患者严格按要求限制肢体活动,勿用力咳嗽、打喷嚏及排便,避免腹内压增高引起穿刺处出血。手术入路为股动脉患者,穿刺部位出血常较隐匿。护士要及时倾听其有无腹胀、腹痛等不适主诉,警惕伤口血肿的发生。若术后患者突发心率增快、血压下降等,应警惕腹膜后出血，应立即汇报医生，做好抢救准备。

(2) 肾功能不全

1) 原因：术中使用对比剂；术中血栓抽吸时红细胞被破坏造成肾小管堵塞等。

2) 临床表现：少尿、血红蛋白尿甚至无尿，伴肾功能指标异常。

3) 预防和护理：术后注意观察患者尿液的颜色、性质、量等，警惕肾功能不全的发生。围术期遵医嘱给予充分水化，病情允许鼓励患者饮水≥1 500 mL/d 或遵医嘱静脉补液，以加快对比剂的排出。

(3) 栓塞和(或)血栓形成

1) 原因：术中反复穿刺，鞘管送入或器械使用等操作损伤血管内膜，或应用抗凝药物不足，形成血栓。脱落后易造成动脉栓塞；术后局部加压过紧、时间过长等易引起下肢静脉回流障碍导致 VTE 形成。

2) 临床表现：动脉缺血主要表现为肢体颜色苍白、发凉、麻木、感觉异常；静脉内血栓形成主要表现为患肢肿胀、疼痛，皮温较健侧高等。

3) 预防和护理：评估穿刺处伤口加压包扎松紧度是否合适，避免过度包扎影响下肢血液循环。定时检查患者双下肢疼痛情况、足背动脉搏动、皮温和色泽，检查有无下肢肿胀，询问有无下肢麻木等异常感觉。术后指导患者适当饮水，尽早下床活动。如下床困难的患者，可以抬高或按摩下肢，指导患者术侧肢体进行踝泵运动，促进下肢血液循环，健侧肢体可自由活动。根据 Caprini 血栓风险评估表评估风险等级，遵医嘱予梯度压力袜(graduated compression stockings, GCS)、间歇充气加压(intermittent pneumatic compression, IPC)、足底静脉泵、抗凝药物等措施预防 VTE 的发生。

(4) 心脏压塞

1) 原因：术中导管和导丝刺激、穿破心脏引起心脏破裂或心包内血管损伤。

2) 临床表现：胸闷、呼吸困难、烦躁不安、面色苍白、皮肤湿冷；也可出现奇脉，吸气时颈静脉怒张，听诊心音遥远、心界扩大；血压下降，中心静脉压(central venous pressure, CVP)升高。

3) 预防和护理：术后严密监测患者生命体征，观察患者有无胸闷、呼吸困难等不适主诉，如有异常及时汇报医生。患者一旦出现心脏压塞，给予半卧位或端坐卧位，高流量吸氧(6～8 L/min)，快速建立静脉通路。迅速准备心包穿刺包，及时配合医生行心包穿刺术。遵医嘱对症处理，观察并记录患者症状改善情况，记录心包积液的颜色、性质、量。

(5) 感染

1) 原因：手术过程中消毒不彻底、手术器械消毒不合格、术后伤口渗液换药不及时、患者抵抗力低、抗生素使用不规范等。

2) 临床表现：伤口周围皮肤红、肿、热、痛、局部功能障碍，局部化脓后形成脓肿，疼痛减轻，触之有波动感。深部组织感染者局部症状可以不明显。轻者无全身症状，较重者有体温升高、头晕、头痛、全身不适、乏力、食欲减退、心率加快。

3）预防和护理：保持伤口处清洁干燥，观察伤口有无渗血、渗液，如有及时更换纱布；严密观察患者伤口有无红、肿、热、痛等局部感染征象，有无畏寒、体温升高等全身感染征象，监测血常规等变化，必要时行血培养。

（6）心律失常

1）原因：手术操作引起心脏传导组织产生可逆性或不可逆性损伤，这些损伤可导致心脏异位激动、心动过速或房室传导阻滞；术后血流动力学改变；电解质紊乱。

2）临床表现：心悸、头晕、低血压、出汗等，严重者可出现晕厥、阿-斯综合征，甚至猝死。

3）预防和护理：遵医嘱予心电遥测或心电监护，严密监测患者的生命体征，尤其是心率、心律、血压、脉搏、血氧饱和度（saturation of peripheral oxygen，SpO_2）的变化。如患者出现胸闷、心悸等不适主诉，及时汇报医生进行处理。必要时遵医嘱予抗心律失常药物治疗，并观察药物不良反应。

第二节　心血管疾病外科手术治疗护理常规

心血管疾病外科手术治疗是在体外循环技术辅助下的开胸直视手术。常见手术包括：心脏瓣膜置换术、冠状动脉旁路移植术、大血管手术、心脏肿瘤切除术、心脏移植术等。

【入院护理】

1. 用药护理

（1）强心治疗：在使用盐酸多巴胺注射液、米力农注射液等正性肌力药物时需要密切监测血压、心律、心率变化，告知患者避免剧烈运动或过度劳累，避免情绪波动，必要时予以吸氧。

（2）利尿治疗：用药期间密切监测血压、尿量、血钾情况，避免出现低血压、低钾血症或其他电解质紊乱。

（3）扩血管治疗：根据患者的实际情况，控制血压在正常范围内，一般如果年龄＞60岁，血压控制在150/90 mmHg以下；年龄＜60岁，血压控制在140/90 mmHg以下；主动脉夹层患者血压控制在收缩压降至100～130 mmHg。用药期间密切监测血压变化，谨防低血压的发生。

（4）降血糖治疗：围术期糖化血红蛋白（glycosylated hemoglobin，type Alc，HbA1c）≤7%，血糖控制在8～10 mmol/L为宜，密切监测患者血糖变化，指导患者根据自身情况搭配饮食。

（5）降血脂治疗：大部分他汀类药物常规在晚间或睡前服用。药物不良反应包括胃肠道反应、血糖异常、肝损害等，需密切关注。

(6) 抗凝、抗血小板治疗：常用药物包括低分子肝素钙、依诺肝素钠、华法林、阿司匹林肠溶片、硫酸氢氯吡格雷片等。用药期间需密切监测有无血尿、黑便、鼻出血、牙龈出血、皮下瘀青等出血表现；定期监测患者血指标，如血小板计数、凝血酶原时间（prothrombin time，PT）、活化部分凝血酶原时间（activated partial thromboplastin time，APPT）等；指导患者避免摄入影响抗凝药物作用的食物，如富含维生素K的食物（菠菜、胡萝卜等）。

2. 环境介绍、健康评估、饮食护理、病情观察、活动指导、排泄护理、心理护理　参见第一章第一节心血管疾病腔内微创治疗护理常规入院护理中相关内容。

【术前护理】

1. 术前准备

(1) 术前宣教：护士可以通过不同的方式加强术前宣教，包括口头讲解、发放书面材料、播放视频、展示器具模型等。向患者及家属介绍术前准备注意事项，包括戒烟限酒、指导呼吸功能锻炼、练习床上大小便；术后入监护室情况，如监护室环境、仪器设备、术后常规留置的管道等；非语言交流手势，如拇指代表大便、小指代表小便、空心拳代表口渴等。

(2) 完善血常规、肝肾功能、凝血等血检验检查以及心电图、胸片、超声心动图等辅助检查。

(3) 完成抗生素过敏试验、血型鉴定及备血。

(4) 指导或协助患者清洁手术部位皮肤。如毛发影响手术操作时，使用剪毛器去除毛发。

(5) 全麻患者术前禁食6 h、禁饮2 h。如术前等待手术时间过长，可遵医嘱适量补液。

(6) 术前遵医嘱按时服用降压、抗凝药物，降糖药物应根据是否禁食和血糖情况遵医嘱使用。

(7) 嘱患者脱去内衣、裤，贴身穿病员服，术前需排空膀胱。

(8) 术前取下活动义齿、眼镜、手表、首饰等物品并妥善保管。

2. 心理护理、病情观察　参见第一章第一节心血管疾病腔内微创治疗护理常规术前护理中相关内容。

【术后护理】

1. 循环系统的监测　① 体温的监测：每日4～6次。术后低体温患者采用电热毯、升高室温等综合措施预防术后低体温的发生。② 动脉血压的监测：术后常规选择桡动脉置管测压，使用生理盐水500 mL持续加压冲洗导管以保持测压管道通畅。注意每8 h校准零点1次，术后血压管理需根据心功能状况合理调整，避免血压过高导致的血管破裂出血，血压过低导致的全身灌注不足。③ CVP监测：维持在5～12 cmH_2O，根据CVP的变化，及时调整补液速度。④ 心电图监测：使用标准心电图Ⅱ导联，监测患者心率、心律的变化，及时准确判断异常心电图如室性期前收缩（室早）、室性心动过速（室速）、心房颤动（房颤）、心房扑动（房扑）等。⑤ 血流动力学监测：通过漂浮导管（Swan-Ganz）进行相应参数的监测，如压力参数包括 CVP、肺动脉压力（pulmonary artery pressure，PAP）、肺动脉楔压（pulmonary artery wedge pressure，PAWP），流量参数包括心排指数（cardiac index，CI）和外周血管阻力（systemic vascular resistance，SVR），氧代谢参数包括混合静脉血氧饱和度（mixed venous blood oxygen saturation，SvO_2）。

2. 气道护理

（1）应用呼吸机时的监护：从看、听、测三方面来加强，重点做好呼吸机相关性肺炎的预防。

1）看：① 麻醉清醒患者有无烦躁或表情淡漠等脑缺氧征象；② 胸廓或肺舒张、收缩程度；③ 呼吸机与患者自主呼吸是否同步，如有对抗，应立即汇报医生，及时处理。

2）听：呼吸机在工作进程中，会发出有节奏的声响，若发生呼吸机或气囊漏气、气管内积痰、气管受压、呼吸机管道积水、呼吸机空气泵压力不够等故障时，一般将出现异常的响声，须引起注意，立即排查，及时处理。

3）测：根据患者心率、血压、呼吸、CVP、尿量、SpO_2、动脉血氧分压（arterial partial pressure of oxygen，PaO_2）、动脉血二氧化碳分压（arterial carbon dioxide partial pressure，$PaCO_2$）的情况及时调整呼吸机参数。

（2）气道湿化：遵医嘱执行雾化吸入，观察痰液的性状，防止黏膜干燥、充血、分泌物黏稠结痂，同时也要防止过度雾化，以免引起肺内体液潴留，必要时配合医生采用支气管镜辅助吸痰。

（3）体位要求：无禁忌证情况下，给予半卧位，做好胸部体疗，每 2 h 翻身拍背 1 次。

（4）吸痰护理：按需吸痰，每 4 h 做好声门下吸引以及气囊压力的监测，吸痰动作应轻柔，注意观察痰液的颜色、性质、量，每次吸痰时间不宜超过 15 s，注意无菌操作，必要时使用振动排痰仪，振动周边支气管，促进远端排痰。

（5）呼吸回路管理：患者撤机后呼吸机擦拭消毒、检测备用，一次性呼吸回路不得重复使用，建议每周更换 1 次呼吸机管道，但在有肉眼可见污渍或有故障时应及时更换。

（6）拔管后护理：患者拔除气管插管后，应鼓励患者深呼吸、咳嗽，遵医嘱雾化吸入 3 次/d，指导患者使用呼吸训练器，必要时协助患者早期下床活动。

3. 消化系统的护理　患者拔除气管插管后 4 h 可以进食半流质，宜高蛋白、易消化食物，如蒸蛋、鱼汤等。遵医嘱术后常规给予通便药物，观察患者排便情况和有无腹胀、肠鸣音减弱情况，若术后 3 天未解大便，应及时汇报处理。观察术后有无应激性溃疡发生，观察胃管引流液颜色以及大便颜色，必要时留取标本做隐血试验。排除肠内营养（enteral nutrition，EN）禁忌证后，对重症患者于入住重症监护室（intensive care unit，ICU）24～48 h 内启动 EN 支持治疗，做好肠内营养的护理。

4. *泌尿系统的护理*　观察并记录每小时尿液的颜色、性质、量，每小时尿量应＞0.5～1 mL/kg，当尿量减少应分析原因，必要时遵医嘱使用利尿剂；若尿量仍不增加，应警惕急性肾功能衰竭的发生；若尿色为浓茶色、褐色或酱油样等血红蛋白尿征象时，应遵医嘱加强利尿，应用碱性药物，保持尿液呈碱性，防止酸性血红蛋白阻塞肾小管。关注肌酐、尿素氮、血钾的情况。术后常规留置导尿管，会阴护理 2 次/d，应保持导尿管通畅，防止尿液逆流。

5. *神经系统的护理*　观察有无神经系统并发症，如烦躁、嗜睡、淡漠、肢体功能障碍等。护士应在患者术后至麻醉清醒前每 4 h 观察其瞳孔变化，麻醉清醒后评估肢体活动功能情况，每班评估患者有无急性意识改变和注意力受损，评估患者是否发生谵妄，并及时汇报医生采取干预治疗，减少谵妄带来的不良后果。

6. *导管护理*　① 纵隔、心包引流管：保持引流装置的无菌性、密闭性和通畅性；水封瓶装置要保持密闭，胸管长度适宜，经常挤压胸管，防止血块堵塞，确保引流管通畅；同时观察引流液的颜色、性质、量，如引流液＞200 mL/h，持续 3 h 以上，提示可能有活动性出血，应及时报告医生；当引流量＜50～100 mL/d，胸片提示肺扩张良好，无积液，可拔管；拔管前向患者解释，减轻其心理负担；拔管后伤口消毒，予纱布覆盖，防止污染，伤口愈合前禁止沐浴。② 中心静脉导管：做好固定，每班交接刻度；保持敷料无菌、干燥无卷边；预防导管相关性血流感染。③ 导尿管：保持尿道口清洁，女性患者用消毒棉球擦拭外阴及尿道口，男性患者用消毒棉球擦拭尿道口、龟头及包皮，2 次/d；每周更换集尿袋 2 次，及时排空集尿袋，记录 24 h 尿量；病情允许及早拔除导尿管，一般在胸管拔除之后。④ 动脉置管：经测压管抽取动脉血后，应立即用肝素盐水进行快速冲洗，以防凝血；管道内如有血块堵塞时应予以抽出，切勿将血块推入血管，以防发生动脉栓塞；患者循环功能稳定后，应及早拔除。

7. *疼痛管理*　术后定时评估伤口疼痛情况，对于可能引起患者疼痛的治疗和操作进行超前镇痛管理，遵医嘱实施个体化治疗，提倡预防性镇痛和多模式镇痛联合应用，控制患者疼痛程度在 3 分以内(长海痛尺)。

8. *血管活性药物的管理*　选择中心静脉通路输注；输注前遵医嘱精准配置药物浓度；使用颜色鲜明的标签分别在注射器端和三通端做好标识；给药过程中应观察微量泵的给药速度和剩余药量，确保精准给药，同时应严密观察患者生命体征的变化以及确保给药通路顺畅。

9. *出入量的管理*　每小时记录出入量，同时根据 CVP、PAP 和超声心动图等结果综合评估予以补液治疗或利尿治疗，病情允许时可每日监测体重。

10. *并发症的观察及护理*

(1) 出血

1) 原因：手术创伤；凝血功能障碍。

2）临床表现：短时间内引流液增多，呈鲜红色、温热；血压下降、心率增快、尿量减少、CVP降低；烦躁不安、面色苍白、肢端湿冷、主诉口渴；急查血常规或动脉血气分析示血红蛋白、血细胞比容降低。

3）预防和护理：术前停用或改用抗凝药，监测凝血功能，血小板计数$\leqslant 50\times10^9/L$的患者不推荐使用抗凝药物，血小板计数为$(50\sim100)\times10^9/L$谨慎使用；避免胸管牵拉或移位；建立静脉通路，加快输液速度，补充血容量；密切监测生命体征、神志、CVP、尿量的变化；遵医嘱使用止血药物，做好备血和开胸止血的术前准备。

（2）心脏压塞

1）原因：心肌损伤致心包腔积液。

2）临床表现：胸闷、呼吸困难、烦躁不安、面色苍白、皮肤湿冷；奇脉、吸气时颈静脉怒张；心音遥远、血压下降、CVP升高；引流管短时间内出血量多伴血凝块。

3）预防和护理：观察生命体征、面色、末梢循环；观察引流液的颜色、性质、量；半卧位或端坐卧位，高流量氧气吸入；补液、必要时输血；停用抗凝药；心包穿刺置管、保持引流通畅，做好急诊手术准备。

（3）低心排血量综合征

1）原因：心肌损害；低血容量；严重代谢紊乱；胸腔积液或气胸；术前心功能低下。

2）临床表现：心率增快、脉压减小、血压下降、动脉搏动减弱、CVP上升、四肢湿冷、面色苍白或发绀、尿量减少。

3）预防和护理：纠正低氧血症；补充血容量；心包、胸腔积液者，及时穿刺引流；应用强心、利尿药物，视情况使用降压药物；纠正酸中毒，保持水、电解质平衡。

（4）心律失常

1）原因：术前心肌缺血、心功能低下；术中心肌损伤；术后电解质紊乱。

2）临床表现：突发的规律或不规律的心悸、胸痛、眩晕、心前区不适感、憋闷、气急、手足发凉。

3）预防和护理：充分术前准备；纠正低氧血症；持续心电监护；密切监测血气分析，纠正电解质紊乱；应用抗心律失常药物；安置临时起搏器；室颤和无脉性室速时立即进行心肺复苏（cardiopulmonary resuscitation，CPR）和非同步除颤。

（5）肺炎、肺不张

1）原因：年龄大、术前肺功能差、有吸烟史；切口疼痛、不敢咳嗽；患有支气管扩张、肺气肿等慢性呼吸系统疾病。

2）临床表现：呼吸困难、气短、脉速、发绀、体温升高；患侧呼吸音减弱或消失，X线检查显示支气管向患侧移位；胸腔闭式引流水柱波动超过6 cm。

3）预防和护理：戒烟；深呼吸和有效咳嗽；雾化吸入和有效的胸部体疗；预防感冒；坐位或半卧位；合理止痛；早期下床活动；保持引流通畅。

（6）切口渗出、感染

1）原因：抵抗力差；合并糖尿病。

2）临床表现：切口处红、肿、热、痛；高热；切口愈合延迟。

3）预防和护理：合理应用抗生素；加强营养支持、增强抵抗力；冰袋物理降温或合理使用退烧药物；合理控制血糖；保持切口周围皮肤清洁干燥、及时更换敷料。

第三节　高血压护理常规

高血压是指未服用降压药物的情况下，非同日 3 次测量血压，收缩压（systolic blood pressure，SBP）≥140 mmHg 和（或）舒张压（diastolic blood pressure，DBP）≥90 mmHg。SBP≥140 mmHg 和 DBP＜90 mmHg 为单纯收缩期高血压。患者既往有高血压史，目前正在使用降压药物，血压虽然低于 140/90 mmHg，仍应诊断为高血压（表 1－3－1）。

表 1－3－1　血压水平分类和定义

分　类	SBP（mmHg）		DBP（mmHg）
正常血压	＜120	和	＜80
正常高值血压	120～139	和（或）	80～89
高血压	≥140	和（或）	≥90
1 级高血压（轻度）	140～159	和（或）	90～99
2 级高血压（中度）	160～179	和（或）	100～109
3 级高血压（重度）	≥180	和（或）	≥110
单纯收缩期高血压	≥140	和	＜90

注：当 SBP 和 DBP 分属于不同级别时，以较高的分级为准。

高血压可分为原发性高血压和继发性高血压两大类。原发性高血压占高血压的 90％以上；继发性高血压是指某些确定的疾病和原因引起的血压升高，约占高血压不到 10％。

【入院护理】

1. *血压监测*　2～4 次/d，如测得血压过高或过低，升降幅度过大（＞40 mmHg），立即告知医生，缩短血压监测的时间。

2. *用药护理*　患者服用降压药后定时测量血压，观察药物效果及不良反应（详见表 1－3－2）。

表 1-3-2 高血压患者常见降压药

药物类别	代表药物	药理作用	不良反应观察
血管紧张素转换酶抑制剂（ACEI类）	卡托普利 依那普利 赖诺普利 福辛普利	抑制循环和组织 ACE，使血管紧张素Ⅱ生成减少，同时抑制缓激肽降解	(1) 最常见的不良反应是刺激性干咳 (2) 其他不良反应包括首剂低血压反应、血肌酐增高、高钾血症，严重而罕见的不良反应为血管神经性水肿。应定期监测血钾水平和水肿情况
血管紧张素Ⅱ受体拮抗剂（ARB类）	缬沙坦 氯沙坦 厄贝沙坦 替米沙坦	主要通过抑制血管紧张素Ⅱ与受体的结合，达到舒缓血管、降低外周阻力，降低血压的目的	(1) 胃肠道不适（恶心、呕吐、腹泻和腹痛） (2) 心率加快、心悸；头晕、头痛、嗜睡
β-受体阻滞剂	美托洛尔 比索洛尔	竞争性地与β受体的儿茶酚胺结合位点结合，抑制交感神经系统的过度激活；通过阻断血管平滑肌的β受体，使血管扩张而降低血压；通过阻断心脏的β受体，可减慢心率、降低心肌收缩力、减少心肌耗氧量、降低血压	(1) 血压下降、心率减慢 (2) 疲劳、肢体寒冷 (3) 糖代谢、脂质代谢紊乱 (4) 少见的不良反应：① 哮喘患者可能诱发支气管痉挛；② 胃肠不适、眼睛闪烁及视觉盲点等 (5) 长期应用者突然停药可发生反跳现象
钙通道阻滞剂（CCB类）	二氢吡啶类： 硝苯地平 氨氯地平 非洛地平 非二氢吡啶类： 地尔硫䓬 维拉帕米	钙通道阻滞剂松弛平滑肌，使其舒张	(1) 二氢吡啶类钙拮抗剂：反射性心动过速、头痛、面红、外踝水肿、便秘等，但长效及控释制剂的不良反应轻微 (2) 非二氢吡啶类钙拮抗剂：减慢心率
利尿剂	噻嗪类利尿剂： 氢氯噻嗪 袢利尿剂： 呋塞米 保钾利尿剂： 螺内酯	通过尿量的增加，促进体内水钠的排出，从而减少细胞外容量，降低外周血管阻力，进而降低血压	(1) 长期大剂量使用可能产生：胰岛素抵抗、脂质代谢紊乱 (2) 噻嗪类及袢利尿剂使用时应注意监测血钾浓度防止低钾血症，鼓励患者多吃富含钾的食物及水果，如芹菜、香蕉、橙汁等

3. 并发症的观察及护理

(1) 高血压危象

1) 原因：由于感染、疼痛或突然停药、情绪激动、紧张、手术刺激等导致血压短时间骤然升高。

2) 临床表现：头痛、头晕、眩晕、视力模糊、恶心、呕吐、烦躁不安、胸闷、心悸、呼吸困难、意识障碍等。

3) 预防和护理：保持病室安静、协助患者采取半卧位，避免过度劳累、情绪激动、精神紧张等应激因素;遵医嘱按时按量使用降压药物,定时监测血压,做好记录。对于发生高血压危象的患者,嘱其平卧,密切监测生命体征并记录,观察意识及瞳孔变化。遵医嘱给予降压药,关注药物的疗效及其不良反应;抽搐、烦躁不安者,遵医嘱给予地西泮(安定)、巴比妥类药物治疗,防止跌倒/坠床不良事件发生。伴头痛、呕吐及视神经乳头水肿时,遵医嘱静脉应用脱水剂和利尿剂,头部置冰帽或冰枕,以降低脑部温度,减少脑细胞耗氧量,减轻脑水肿。预防体位性低血压,应告诫陪护人员看护患者时不要使其突起、突卧以防晕厥。床旁备好急救仪器,如抢救车、呼吸机、除颤仪等。

(2) 主动脉夹层

1) 原因:长期高血压导致血管腔内压力增加,血流突破内膜进入主动脉中膜,形成夹层。

2) 临床表现:急性发作的剧烈胸痛,多为刀割样、针刺样或撕裂样,面色苍白、出汗、四肢皮肤湿冷。

3) 预防和护理:遵医嘱按时按量使用降压药物,保持大便通畅,如大便困难者予缓泻剂。定时监测血压,做好记录,聆听患者有无胸痛主诉,做好疼痛评估,及时汇报医生。伴有主动脉夹层患者,嘱其绝对卧床休息,予持续心电监护,观察患者生命体征,尤其是血压及心率情况,SBP 控制在 100～130 mmHg,心率控制在 60～80 次/min。至少每 4 h 进行疼痛评估,详细记录疼痛的部位、强度、性质、持续时间,遵医嘱使用镇痛类药物,如阿片类药物(盐酸吗啡注射液、盐酸哌替啶注射液),评估药物止痛疗效。保持大便通畅,切勿用力排便。

(3) 高血压脑病

1) 原因:情绪激动、过度劳累或寒冷刺激,高血压患者可能出现血压剧烈升高,进而引发高血压脑病;嗜铬细胞瘤、库欣综合征和醛固酮增多症,这些疾病可能导致血压异常升高,进而引发高血压脑病;肾脏疾病和肾动脉狭窄的高血压患者在肾功能受损时易出现高血压脑病。

2) 临床表现:头痛、头晕、恶心、呕吐,病情危重者,可出现失语、意识障碍、偏瘫、癫痫等表现。

3) 预防和护理:遵医嘱按时按量使用降压药物,定时监测血压,达到有效控制血压;嘱患者低盐、低脂、低胆固醇饮食,注意劳逸结合、避免过度劳累、保持情绪稳定,适当参与体育活动,增强身体抵抗力来预防高血压脑病的发生。伴有高血压脑病的患者予床头抬高 15°～30°,保持呼吸道通畅,清除呼吸道分泌物,遵医嘱给予氧气吸入。监测血压、脉搏、心率、心律、意识及瞳孔等变化。迅速建立静脉通路,遵医嘱予降压药物治疗,观察用药后的血压情况。当患者烦躁不安、抽搐时,置牙垫于上下磨牙之间,以防舌咬伤,遵医嘱给予地西泮(安定)、巴比妥类药物治疗,防止跌倒/坠床不良事件发生。伴头痛、呕吐及视神经乳头水肿时,遵医嘱静脉应用脱水剂和利尿剂,观察尿量及血压的变化。

(4) 肾功能损害

1) 原因：高血压引起长期的高滤过状态，破坏了肾小球功能，加重肾脏损害。

2) 临床表现：早期表现为夜尿增多，随着肾小球滤过功能逐渐下降，会出现少尿、水肿、蛋白尿等，晚期可出现尿毒症。

3) 预防和护理：遵医嘱服用降压药物，将血压控制在130/80 mmHg以下。如有水肿要使用利尿剂，应观察每日血压变化和尿量变化情况。定期监测肾功能、尿常规变化，观察患者尿液的颜色和性状。严格限制钠盐摄入，一般3～5 g/d，严重者应低于3 g/d。

4. 环境介绍、健康评估、饮食护理、排泄护理、心理护理　参见第一章第一节心血管疾病腔内微创治疗护理常规入院护理中相关内容。

【出院护理】

1. 行为指导

(1) 指导患者根据自身年龄、血压水平和身体情况选择合适的运动方式，合理安排运动量，常用的运动强度指标是运动时最大心率达到220－年龄(次/min)，一般4～7次/周，30～60 min/次中等强度的有氧运动(如走路、慢跑、骑自行车、练瑜伽、游泳、跳广场舞等)。运动时注意劳逸结合，中、重度高血压患者应避免高强度的运动。在紧张的工作和学习之余，嘱患者应适当休息，保证充足的睡眠。

(2) 控制体重：控制体重指数(body mass index，BMI)＜24 kg/m^2。

2. 饮食指导

(1) 指导患者进食低盐、低脂、低胆固醇、高蛋白的食物。食盐量应控制在5 g/d为宜，增加富钾食物摄入。同时增加粗纤维食物的摄入，如芹菜、韭菜、水果，以防便秘。

(2) 限制饮酒：建议高血压患者不饮酒，如饮酒则每日酒精摄入量男性不超过25 g，女性不超过15 g；每日白酒、葡萄酒(或米酒)、啤酒摄入量应分别＜50 mL、100 mL、300 mL。

3. 心理指导　指导患者保持乐观而稳定的情绪，自我调节，如音乐疗法、缓慢呼吸等。性格急躁、易激动的患者宜经常听舒缓轻柔的音乐，保持健康心态。

4. 用药指导　向患者强调长期药物治疗的重要性，使用降压药调整血压至理想水平后应继续服用维持量，以保证血压相对稳定，对无症状者更应强调。告知患者药物名称、剂量、用法、作用及不良反应，指导患者遵医嘱按时正确服用降压药，不可擅自增减药物，同时教会患者学会自我观察及护理。

5. 随访指导

(1) 定期随访，血压达标的患者至少每3个月随访1次；血压未达标患者2～4周随访1次。达标标准：① 一般高血压患者，血压降至140/90 mmHg以下；② 合并糖尿病、冠心病、心力衰竭、慢性肾脏疾病伴有蛋白尿的患者，如能耐受，可进一步降至130/80 mmHg以下；③ 65～79岁的高血压患者血压降至150/90 mmHg以下，如能耐受，可进一步降至140/90 mmHg以下；④ 80岁及以上的高血压患者降至150/90 mmHg以下。

（2）如出现血压升高或过低，血压波动大，突然眼花、头晕、恶心、呕吐、视物不清、偏瘫、失语、意识障碍、呼吸困难、肢体乏力等应立即就医。

第四节　冠状动脉粥样硬化性心脏病护理常规

冠状动脉粥样硬化性心脏病（coronary heart disease，CHD）简称冠心病，是指由于冠状动脉粥样硬化使血管管腔狭窄或阻塞，引起冠状动脉供血不足，导致心肌缺血、缺氧或坏死的一种心脏病。根据发病特点和治疗原则不同，冠心病分为两大类：① 慢性冠心病，包括稳定性心绞痛、缺血性心肌病和隐匿性冠心病等；② 急性冠脉综合征，包括不稳定性心绞痛、非 ST 段抬高型心肌梗死和 ST 段抬高型心肌梗死。主要临床表现取决于受累心脏缺血程度。当冠状动脉管径狭窄达 75%以上时，则可产生心绞痛、心肌梗死，甚至猝死。该疾病常见治疗方式包括：药物治疗、经皮冠状动脉介入治疗和冠状动脉旁路移植术。

一、常见手术方式及适应证

（一）腔内手术

经皮冠状动脉介入治疗（percutaneous coronary intervention，PCI）　冠状动脉造影术显示冠状动脉狭窄≥75%，且有缺血性表现；冠状动脉造影显示冠状动脉狭窄≥75%，日常生活中无缺血表现，但辅助检查显示有明显缺血表现。

（二）开放手术

冠状动脉旁路移植术（coronary artery bypass grafting，CABG）　冠状动脉狭窄≥75%（特别是 90%），同时存在心肌缺血；左冠状动脉主干严重阻塞性病变；2 支及更多血管的严重阻塞性病变；左前降支近端严重阻塞性病变；侧支血管供血不足；介入治疗术后狭窄复发者。

二、护理常规

【入院护理】

1. 行为指导

（1）吸烟者绝对戒烟，避免烟碱对血管的刺激，防止加重血管痉挛、收缩。

（2）保持充足睡眠，有助于控制血压。

（3）注意增减衣物预防感冒，避免咳嗽引起胸腔、腹腔内压力增加。

（4）保持大便通畅，不要用力屏气排便，如有便秘，及时使用通便药物。

2. *用药护理*　遵医嘱正确服用药物，并注意观察服药后的效果，如有不适，及时处理（表 1-4-1）。

表 1-4-1 冠心病患者常用药物

药物类别	代表药物	药理作用	不良反应观察
抗血小板聚集药物	阿司匹林 氯吡格雷 替格瑞洛	通过抑制环氧化酶，减少血栓素 A_2 的合成，从而达到抑制血小板聚集作用，可降低心肌梗死、脑卒中或心血管性死亡的风险	用药期间注意有无胃部不适，有无皮下、牙龈出血、便血等
硝酸酯类	硝酸甘油 硝酸异山梨酯	能扩张冠状动脉、改善心肌组织灌注，改善心绞痛症状	服药后可出现体位性低血压，用药后应平卧片刻
调脂及抗动脉粥样硬化药	阿托伐他汀 瑞舒伐他汀	能延缓斑块进展，使斑块稳定	容易导致肝功能异常，应定期监测肝功能
β受体阻滞剂	美托洛尔 比索洛尔	降低心肌收缩力和心率；降低血压；改善心肌缺血；缩小梗死范围	见表 1-3-2
ACEI类	卡托普利 依那普利 赖诺普利 福辛普利	降低血压；抑制心肌肥厚；提高心输出量；减少心律失常	见表 1-3-2
ARB类	缬沙坦 氯沙坦 厄贝沙坦 替米沙坦	降低血压；抑制心肌肥厚；提高心输出量；减少心律失常	见表 1-3-2

注：ACEI，血管紧张素转换酶抑制剂；ARB，血管紧张素Ⅱ受体拮抗剂。

3. 饮食护理

（1）膳食以清淡为主，控制高脂肪、高胆固醇类食物的摄入，如动物内脏、肥肉等。尽量以豆油、菜籽油、芝麻油、玉米油、葵花子油等为烹调用油。食盐主要成分是钠和氯，其中钠离子可导致人体内的水分潴留，从而增加血容量，导致血压升高，进而加重心脏负担，因此，冠心病患者每日食盐的摄入量应控制在 5 g 以内。碱性食物如松花蛋也不宜吃，因碱性食物也含有钠。

（2）保持健康体重，将 BMI 控制在 18.5～23.9 kg/m^2。

（3）生活中要注意避免浓茶和咖啡等饮料的摄入，防止心率加快，心肌耗氧增加，从而诱发心绞痛或者急性冠脉综合征。

（4）血钾偏低者（血钾＜3.5 mmol/L），建议每日摄入绿叶蔬菜、新鲜的橙子、香蕉等富含钾食物。如病情需要，遵医嘱予口服补钾。

4. 环境介绍、健康评估、病情观察、活动指导、排泄护理、心理护理　参见第一章第一节心血管疾病腔内微创治疗护理常规入院护理中相关内容。

【术前护理】

（一）腔内手术

心理护理、术前准备、病情观察：参见第一章第一节心血管疾病腔内微创治疗护理常规术前护理中相关内容。

（二）开放手术

1. *移植血管护理*　术前保护好供移植血管处皮肤，避免在供移植血管肢体进行输血、输液或行有创操作，以防损伤血管内膜。

2. *心理护理、病情观察*　参见第一章第一节心血管疾病腔内微创治疗护理常规术前护理中相关内容。

3. *术前准备*　参见第一章第二节心血管疾病外科手术治疗护理常规术前护理中相关内容。

【术后护理】

（一）腔内手术

1. *饮食指导*　术后无不适即可进食，建议食用高热量、高维生素的食物。护士应遵医嘱根据患者的病情实施合适的水化方式，主要包括静脉水化、口服水化等，口服水化应指导患者饮水约 1 500 mL（心衰患者根据心功能情况酌情减少），从而降低造影剂在血液中的浓度，减轻肾脏的负担。

2. *体位与活动、病情观察、伤口护理、用药护理、常见并发症的观察及护理*　参见第一章第一节心血管疾病腔内微创治疗护理常规术后护理中相关内容。

（二）开放手术

1. *桥血管护理*

(1) 大隐静脉作为血管桥：患肢予弹力绷带加压包扎并抬高 15°～30°。观察患肢血运情况，如肢端温度、甲床颜色、足背动脉搏动，了解有无血液循环障碍。术后 24 h 拆除绷带，进行床上肢体活动如踝泵运动（足背伸 10 s，放松 5 s，再足跖屈 10 s，放松 5 s，4 min/次）。酌情使用梯度压力袜，使用间歇充气加压装置，预防下肢深静脉血栓形成，病情稳定后尽早下床活动。

(2) 乳内动脉作为血管桥：术后患者常感胸前壁疼痛不适，护士应及时安慰患者，解释原因，评估患者疼痛程度，但需注意应与心绞痛鉴别，必要时遵医嘱使用镇痛药。指导患者适度活动，缓慢改变体位，以减轻不适，咳嗽时怀抱枕头以减轻伤口疼痛。

(3) 桡动脉作为血管桥：患肢使用弹力绷带加压包扎，防止血肿形成，观察前臂及手的供血情况，定期触摸肢端皮温，观察有无发绀。将患肢抬高 15°～30°，促进静脉血液回流。术后 8 h 拆除弹力绷带，指导患者行患肢活动（握拳、松拳，将拇指与其余手指依次并拢，重复 10 次，2 遍/d。术后第 3 天行前臂训练，做小幅度屈肘运动）促进伤口愈合。术后患肢及手部多有肿胀，与免疫反应及间质水肿有关，一般 4～5 d 后可自行消退。注意患肢的保暖，禁止在患肢进行穿刺或测血压等操作。

2. 抗凝护理　指导患者尽早(24 h 内)启动单纯口服抗血小板聚集药治疗，主要包括阿司匹林肠溶片、硫酸氢氯吡格雷片，二磷酸腺苷受体拮抗剂如氯吡格雷、替格瑞洛，合并其他抗凝指征时(如房颤、深静脉血栓形成、人工瓣膜置换、室壁瘤等)，应联合口服抗凝治疗，包括维生素 K 拮抗治疗剂如华法林，或新型口服抗凝药如达比加群酯、利伐沙班、阿哌沙班。用药期间密切观察有无出血及血栓症状，定期监测血小板计数及凝血功能指标。

3. 循环系统的监测、气道护理、消化系统的护理、泌尿系统的护理、神经系统的护理、导管护理、疼痛管理、血管活性药物的管理、出入量的管理、并发症的观察及护理　参见第一章第二节心血管疾病外科手术治疗护理常规术后护理中相关内容。

【出院护理】

(一) 腔内手术

1. 行为指导

(1) 血压指导：改善生活方式，如适量运动、控制体重和限制钠盐的摄入，控制各种导致血压升高的危险因素。

(2) 血糖指导：定期复查糖化血红蛋白，以 HbAlc≤6.5%为目标，鼓励实施自我血糖监测管理，包括佩戴持续血糖监测设备。

(3) 戒烟与限酒：告知患者戒烟，避免被动吸烟，必要时可借助药物戒断。不建议饮酒。

2. 饮食指导　参见入院护理中饮食护理相关内容。

3. 体重管理　建议患者通过有计划的锻炼、限制热量摄取和日常运动来控制体重，目标 BMI 为 18.5～23.9 kg/m^2。

4. 用药指导　参见入院护理中用药护理相关内容。

(二) 开放手术

1. 行为指导、饮食指导、体重管理　参见腔内手术出院护理中相关内容。

2. 用药指导

(1) 患者出院后继续接受抗血小板治疗，用药期间需观察有无出血或血栓症状，定期复查凝血功能。在进行有创操作前应告知医生，避免出血风险。

(2) 长期服用降压药患者应定期监测血压变化，体位改变时应缓慢，注意体位的过度改变，避免直立性低血压的发生。

(3) 长期服用降糖药的患者应自行监测血糖变化，建议居家监测指尖血糖或佩戴持续血糖监测设备。

3. 活动指导　大多患者可在出院后 1～3 周内开始运动康复计划，运动内容包括 3 个步骤：① 热身运动，多采用低水平有氧运动和静力拉伸，持续 5～10 min，放松和伸展肌肉，提高关节活动度和心血管的适应性，降低运动损伤的风险。② 训练阶段，包括有氧运动、抗阻运动和柔韧性运动等，总时间 30～60 min。建议患者根据自身情况，运动 3～5

次/周，10～60 min/次，以不感劳累为限。③ 放松运动，包括慢节奏有氧运动和柔韧性训练，根据病情可持续 5～10 min。建议患者出院后定期回到医院测定心肺运动能力，评估运动效果。

4. *伤口护理* 沐浴需等伤口完全愈合，可局部擦浴，避免对伤口的揉搓。平时注意伤口有无渗血、渗液，如有不适，及时寻求医生帮助。

5. *随访指导* 临床随访至少持续到术后 30 天，患者出院后 1 周内应常规进行电话随访及指导，术后 7～10 天应至门诊进行伤口拆线，3～6 个月至门诊复查超声心动图、血常规等检查。如有不适，及时就诊，后期无症状者，每年随访 1 次。

第五节 心力衰竭护理常规

心力衰竭(heart failure，HF)简称心衰，是多种原因导致心脏结构和(或)功能的改变，使心室收缩和(或)舒张功能发生障碍，从而形成具有血流动力学异常和多种神经体液因子参与的、以心脏泵出的血液不能满足组织的需求为特征的临床综合征。主要表现为呼吸困难、疲乏和液体潴留(肺瘀血、体循环瘀血及外周水肿)。

一、常见治疗方式及适应证

(一) 内科治疗

1. *药物治疗* 利尿剂、血管紧张素转换酶抑制剂(angiotensin-converting enzyme inhibitor，ACEI)、血管紧张素Ⅱ受体拮抗剂(angiotensin Ⅱ receptor blocker，ARB)、β受体阻滞剂等。

2. *心脏再同步治疗*(cardiac resynchronization therapy，CRT) 窦性心律，QRS 时限≥150 ms，左束支传导阻滞(left bundle branch block，LBBB)，左室射血分数(left ventricular ejection fraction，LVEF)≤35%的症状性心衰患者。

3. *循环辅助* 主动脉球囊反搏(intra-aortic balloon pump，IABP)、心室辅助装置(ventricular assist device，VAD)、体外膜肺氧合(extracorporeal membrane oxygenation，ECMO)。

(二) 开放手术

心脏移植术：难治性终末期心衰患者。

二、护理常规

【入院护理】

1. *心理护理* 护士以热忱、耐心和蔼的态度对待患者，经常巡视病房，每日酌情与患者交谈了解患者心理变化，做好安慰、解释工作，使其保持愉快的心情和乐观的情绪。需要行移植手术患者可为其讲解心脏移植的相关概况，介绍隔离病房的特殊环境及护士的配备，以及术后可能出现的不适，保持病室安静，必要时给予适当地镇静。引导家庭成员给予患者心理支持，使之树立战胜疾病信心，积极配合治疗。

2. 活动指导

(1) 慢性心衰急性发作期，需绝对卧床休息，床上排便，禁止剧烈活动，防止摔倒、碰撞。在生命体征平稳情况下，若患者不存在活动禁忌，建议早期活动，可进行呼吸肌训练，如缩唇呼吸、腹式呼吸。

(2) 病情稳定后，建议进行适当活动，如慢走、静力拉伸等。初始 2 周，根据个人状态，持续时间可由 15 min 逐渐增至 30 min，运动频率 2～3 次/周。待患者适应后，逐渐增加运动强度。

3. 用药指导　遵医嘱指导正确服用药物，并注意观察服药后的效果，如有不适，及时处理(表 1-5-1)。

表 1-5-1　心力衰竭患者常见药物

药物类别	代表药物	药理作用	不良反应观察
利尿剂	噻嗪类利尿剂：氢氯噻嗪 袢利尿剂：呋塞米 保钾利尿剂：螺内酯	增加尿钠排泄、减轻液体潴留、降低颈静脉压、肺瘀血、外周水肿和体重，从而改善心功能、症状和运动耐量	见表 1-3-2
ACEI 类	卡托普利 依那普利 赖诺普利 福辛普利	抑制血管紧张素转化酶活性、抑制缓激肽的降解、抑制醛固酮的合成、改善心肌能量代谢	见表 1-3-2
β受体阻滞剂	美托洛尔 比索洛尔	抑制交感神经兴奋、抑制心肌重塑、保护心肌细胞、调节能量代谢	见表 1-3-2
洋地黄类	西地兰 地高辛	增强心肌收缩力、减缓心率、促进尿量增加、抗炎和抗氧化	恶心、呕吐、黄视、绿视、心跳过速或头晕、黑蒙等
SGLT-2 抑制剂	达格列净 恩格列净	具有渗透性利尿、降压，减轻心室重构及改善心肌能量代谢，心肌细胞稳定的作用	生殖器真菌感染

注：ACEI，血管紧张素转换酶抑制剂；SGLT-2 抑制剂：钠-葡萄糖协同转运蛋白 2 抑制剂。

4. 饮食指导　建议低钠饮食，心衰急性发作时，限制钠摄入＜2 g/d，稳定期不主张严格限制钠摄入。严重心衰患者应严格控制水的摄入，以 1.5～2 L/d 为宜。对于急性心力衰竭(acute heart failure，AHF)发作患者，更应该严格控制液体摄入量，特别是伴有明显容量超负荷的患者，液体摄入量应控制在 1.5 L/d 以内。

5. 病情观察指导

(1) 呼吸困难等表现：如有呼吸困难、胸闷等，可采取端坐卧位、吸氧、遵医嘱使用解痉平喘药物等措施缓解症状。

(2) 尿量及体重监测：教会患者做好尿量的记录，准确记录 24 h 出入量，可下床活动的患者，每日早晨空腹排空膀胱后测量体重，医生将根据患者病情调整药物的剂量。

(3) 脉搏及血压的监测：护士应根据患者的病情定期监测血压及脉搏，患者如出现头晕、黑蒙等不适，应及时告知医生。

6. 环境介绍、健康评估　参见第一章第一节心血管疾病腔内微创治疗护理常规入院护理中相关内容。

【术前护理】

1. 隔离病房准备　准备心脏移植隔离病房；病房于术前 24 h 行紫外线空气消毒，床单位用臭氧消毒，监护仪、呼吸机、治疗车等用含氯消毒液擦拭；控制层流移植病房室内温度 24～26℃、湿度 40%～60%。

2. 护士准备　由高年资护士组成专职特护小组，护士要了解患者的详细资料，熟练掌握各项重症护理技术、免疫抑制剂的应用及并发症的观察，制订详细的护理计划。

3. 术前准备

(1) 完成抗生素过敏试验、血型鉴定及备血，查受体的抗体筛选交叉(群体反应性抗体，panel reactive antibody，PRA)试验和供体心脏淋巴细胞毒交叉试验。

(2) 其余参见第一章第二节心血管疾病外科手术治疗护理常规术前护理中术前准备相关内容。

4. 心理护理、病情观察　参见第一章第一节心血管疾病腔内微创治疗护理常规术前护理中相关内容。

【术后护理】

1. 实施保护性隔离措施

(1) 移植病房术后用 1 000 mg/L 含氯消毒液拖地 2 次/d，对物体表面及仪器进行擦拭 1～2 次/d。

(2) 严格执行消毒隔离制度，接触患者前后均必须洗手并用含酒精的消毒液消毒双手。移植病房限制工作人员入内。身体有不适的工作人员(如感冒、疱疹等)不能安排进移植病房工作。

2. 免疫抑制期间的监测和护理

(1) 严格遵医嘱正确应用免疫抑制剂，术后拔除气管插管后患者开始服用联合免疫抑制药。护理过程中应严格配合好患者饮食、服药与采血的时间(表 1－5－2),做到每次采血和服药的间隔标准化,最大限度地增加药物浓度监测的可靠性。免疫抑制剂应用时应严格做到查对剂量、时间和用法,口服及鼻饲给药应确保药物全部进入体内。定期抽血测定体内环孢素或他克莫司的血药浓度(表 1－5－3),进食前抽取,在服药 12 h 和 24 h 后分别监测,2～3 d 后或调整剂量后再次测定。

表 1－5－2　常用免疫抑制剂服用注意事项

药　名	服用要求	不良反应观察
他克莫司	空腹或餐后 2 h 服用	胃肠道反应、肝肾毒性、烦躁、震颤、高血糖等
五脂胶囊	和他克莫司同时服用	尚不明确
环孢素	餐后服用	胃肠道反应、肝肾毒性、牙龈增生、多毛症、神经毒性等
吗替麦考酚酯	空腹或餐后 2 h 服用	胃肠道反应、贫血、恶性肿瘤、感染、腹痛、白细胞减少等
麦考酚钠肠溶片	餐后服用	胃肠道反应、贫血、恶性肿瘤、感染、腹痛、白细胞减少等
咪唑立宾	餐后服用	胃肠道反应、贫血、血小板减少、白细胞减少、皮疹、高尿酸等
西罗莫司	服用环孢素后 4 h	肺炎、血小板减少、粒细胞减少、高血脂、蛋白尿、溃疡等
糖皮质激素	餐后服用	胃肠道反应、高血糖、高血脂、心血管风险、满月脸、向心性肥胖、痤疮、骨质疏松等

表 1－5－3　血药浓度的监测频次

出 院 时 间	频　次
住院期间	每日或每 2 日测定 1 次
移植术后第 1 个月	每周测定 1 次或 2 次
移植术后第 1～3 个月	每周测定 1 次
移植术后第 3～6 个月	每 2 周测定 1 次
移植术后＞6 个月	每月测定 1 次
移植后病情稳定的低风险受者	每 2～3 个月测定 1 次

(2) 重点关注感染的症状,主要表现为:带状疱疹、蜂窝织炎、泌尿系统感染、肺部感染、自发性腹膜炎、结核感染、口腔真菌感染等,做好泌尿系统、外阴、皮肤、口腔、呼吸道的日常生活护理。做好饮食护理。保持室内空气新鲜,预防感冒,出现咳嗽、咳痰的患者要

轻拍背部，适当更换体位，并遵医嘱给予雾化吸入，促进痰液的排出，同时限制探视，以防交叉感染。

3. *心理护理*　做好患者的心理疏导、情绪调节、安慰鼓励患者，并列举成功的病例以鼓舞患者，帮助患者树立战胜疾病的信心。护士要为患者讲解抗排斥药物的作用、可能发生的不良反应以及合理使用药物后疾病的转归等，使患者对排斥反应的防治有一个全面的了解，对治愈自身疾病充满信心，从而降低其焦虑情绪。

4. *并发症的观察及护理*

(1) 感染

1) 原因：患者术前营养不良，抵抗力低下，术后各种留置管道，频繁的医疗操作，增加了细菌感染的机会，免疫抑制剂的应用等。

2) 临床表现：切口有脓性分泌物，局部出现红、肿、热、痛，切口深部引流或穿刺出脓液；体温高，导管培养阳性。

3) 预防和护理：隔离病房室内空气和设备均应消毒。每天进行手术切口的检查、消毒和更换敷料。每日评估各种管道留置的必要性，如不必要应尽早拔除。对于必要留置的管道，如纵隔、心包引流管、动静脉置管、起搏导线等周围应每天进行消毒和更换敷料。

(2) 电解质紊乱

1) 原因：体外循环手术中对血液的稀释及术后利尿剂的使用。

2) 临床表现：患者可出现乏力、腹胀、肠鸣音减弱、嗜睡、恶心、意识障碍、心律失常等表现。

3) 预防和护理：密切观察心电图及意识的变化；定期监测动脉血气，注意血钾、血钠、血镁的变化，如有异常，及时汇报医生遵医嘱用药；准确记录出入量。

(3) 排斥反应

1) 原因：供、受体之间主要组织相容性抗原不同，在供体心脏与受体免疫系统之间始终存在着免疫排异反应。

2) 临床表现：超急性排斥反应基本病变表现为广泛性的急性动脉炎和小动脉炎，微血栓形成及组织缺血性坏死是多发生在移植术后早期的排斥反应，供心恢复血液循环后立即出现供心复跳困难，不能维持心脏移植受体的正常血压；急性排斥反应多发生在术后1～20周，当患者在心脏移植术1周后重新出现体温上升、血压下降、乏力、全身不适、活动后心悸、心排血量下降，特别是术后1个月内突然出现上述症状应高度怀疑急性排斥反应；慢性排斥反应主要病变特征是动脉内膜纤维化。

3) 预防和护理：术后密切监测心律及心率的改变、血压的波动，认真听取患者主诉有无食欲减退、乏力等，必要时应用超声及实验室检查监测患者排斥反应。患者发生血压下降、心音减弱、心率加快及心律失常等症状时可能是急性排斥反应的先兆。遵医嘱及时给予免疫抑制剂，严格遵守服药时间，最好用水送服，空腹服用或者至少在餐前 1 h 或餐后 2 h 服用，服药期间禁止饮酒，避免高脂饮食，以免影响药物的吸收，并定期抽血监测血药浓度。心脏排斥反应的金标准是心内膜心肌活检（endomyocardial biopsy，EMB），必要时配合医生行 EMB。

（4）出血、心脏压塞、低心排血量综合征、心律失常、肺炎、肺不张：参见第一章第二节心血管疾病外科手术治疗护理常规术后护理中并发症的观察及护理中相关内容。

5. 循环系统的监测、气道护理、消化系统的护理、泌尿系统的护理、神经系统的护理、导管护理、疼痛管理、血管活性药物的管理、出入量的管理　参见第一章第二节心血管疾病外科手术治疗护理常规术后护理中相关内容。

【出院护理】

1. 行为指导　少去人群聚集的地方，注意气候的变化，及时增减衣服。室内活动应经常开窗通风，保持空气的新鲜。戒烟限酒，酒精性心肌病患者需戒酒。

2. 观察指导　患者出院前应指导患者及家属识别异常的症状或体征，如：心悸、胸闷、发热、乏力不适等，应警惕排斥反应的发生，及早就诊，避免延误治疗。

3. 饮食指导　出院后应给予清淡、易消化、高热量、高蛋白、高维生素饮食，多进食水果、蔬菜促进机体的恢复。切忌暴饮暴食增加心脏负担。

4. 活动指导　术后早期避免剧烈运动，1 年内避免过度劳累，合理安排患者的生活，注意休息。可进行低强度抗阻运动，如使用弹力带、小哑铃；呼吸肌训练，如练习缩唇呼吸、腹式呼吸。稳定期患者可进行运动训练，如打太极拳、八段锦等。

5. 用药指导　遵医嘱合理服用药物，服用利尿剂时根据心衰症状、水肿程度、体重变化调整药物剂量，应注意尿量的变化，使用 1～2 周后，应复查血钾和肾功能，防止发生低钾血症；心脏移植术后需要终身服用免疫抑制剂，规范的药物治疗是术后维持患者长期生存的关键。出院前对患者及家属进行健康宣教，告知规律服用免疫抑制剂的重要性，一般为早晚各 1 次，中间间隔 12 h，出院后严格遵守免疫抑制剂的服药时间。家属在日常生活中可督促患者，提高服药的依从性。术后若新发糖尿病，应每日监测血糖的变化，并控制含糖食物的摄取。

6. 体重监测　指导患者每日监测体重，每日减轻 0.5～1 kg 为宜，如发现 24 h 体重增加＞1.5 kg 或 2 天体重增加＞2 kg，表明液体潴留在加重，应及时就医。

7. 随访指导　① 常规随访：每 1～2 个月一次，评估日常生活的运动能力、容量负荷及体重变化、饮食习惯、用药剂量、依从性和不良反应，检查心率和节律，听诊肺部啰音，视诊有无下肢水肿。② 检验检查：每 3～6 个月一次，做心电图、生化检查、B 型钠尿肽（BNP）/N 末端脑钠肽前体（NT-proBNP）检测，必要时做胸部 X 线和超声心动图检查。③ 免疫抑制剂血药浓度的监测：表 1－5－3。

第六节 心律失常护理常规

心律失常是指心脏冲动的频率、节律、起源部位、传导速度或激动次序的异常。按其发生原理,可分为冲动形成异常和冲动传导异常两大类。按照心律失常发生时心率的快慢,可分为快速性与缓慢性心律失常两大类。

一、常见手术方式及适应证

（一）射频消融术

适应证包括：① 症状性局灶性房性心动过速(简称房速)；② 发作频繁、心室率不宜控制的心房扑动(简称房扑)；③ 发作频繁、症状明显的心房颤动(简称房颤)；④ 预激综合征合并房颤和快速心室率；⑤ 房室结折返及房室折返性心动过速；⑥ 症状明显或药物治疗效果不佳或不明原因左室功能障碍的频发室性期前收缩(＞10 000 次/24 h)；⑦ 无器质性心脏病证据的室速(特发性室速)呈反复发作或合并有心动过速心肌病或血流动力学不稳定；⑧ 发作频繁和(或)症状重、药物预防发作效果差的合并器质性心脏病的室性心动过速(简称室速),多作为埋藏式心律转复除颤器(implantable cardioverter-defibrillator，ICD)的补充治疗。

（二）经皮左心耳封堵术

CHA_2DS_2 - VASc 评分≥2 分(女性≥3 分)非瓣膜性房颤患者,同时具有下列情况之一：① 不适合长期规范抗凝治疗；② 长期规范抗凝治疗的基础上仍发生血栓栓塞事件；③ HAS - BLED 评分≥3 分。

（三）人工心脏起搏器植入术

适应证包括：① 症状性心脏病变时心功能不全；② 病态窦房结综合征或房室传导阻滞,心室率经常低于 50 次/min,有明确的临床症状,或清醒状态下间歇发生心室率＜40 次/min,或窦性停搏(停搏＞3 s),虽无症状,也应考虑植入起搏器；③ 慢性双分支或三分支阻滞伴二度Ⅱ型、高度或间歇性三度房室传导阻滞；④ 清醒状态下无症状性房颤患者,有长达 5 s 的 RR 间期；⑤ 心脏手术后发生不可逆的高度或三度房室传导阻滞；⑥ 神经肌肉疾病导致的高度或三度房室传导阻滞,有或无症状；⑦ 有窦房结功能障碍和(或)房室传导阻滞的患者,因其他情况必须采用具有减慢心率的药物治疗时；⑧ 颈动脉窦刺激或压迫诱导的心室停搏＞3 s 导致的反复晕厥。

二、护理常规

【入院护理】

1. 用药护理　遵医嘱准确合理使用抗心律失常药物并观察药物的疗效和不良反应。应严密监测患者心律、心率的变化,出现心动过缓、恶心、眩晕等症状时应及时汇报医生并处理。

2. 病情观察

(1) 监测心率、脉率：测心率、脉搏 1 min 以上，心率<40 次/min 或者心率>160 次/min 时应及时报告医生并做出及时处理。

(2) 心电监护中发现以下任何一种恶性心律失常，应及时与医生联系，并准备急救处理：① 频发室性早搏>5 次/min 或室性早搏呈二联律。② 连续出现 2 个以上多源性室性早搏或反复发作的短阵室上性心动过速。③ 室性早搏落在前一个搏动的 T 波上。④ 三度房室传导阻滞。⑤ 心室颤动。

3. 恶性心律失常护理

(1) 监测电解质变化，尤其是血钾的变化。评估血流动力学指标，如血压、中心静脉压等。

(2) 对心动过缓，<40 次/min 或伴长 RR 间期的患者，加强巡视，密切监测心电监护变化。

(3) 建立静脉通路，准确、迅速、及时地遵医嘱给药，必要时做好临时起搏器植入术的配合与护理。

(4) 对于持续性室性心动过速，应遵医嘱正确用药，观察心电图、尿量、电解质的动态变化，床边备好除颤仪。无脉性室速和心室颤动时积极配合医生行电除颤。

(5) 对需行 ICD 植入术的患者，配合医生做好术前、术后护理。

(6) 如患者发生阿-斯综合征或心脏骤停(意识丧失，昏迷或抽搐，大动脉搏动消失，心音消失，血压测不到，呼吸停止或发绀，瞳孔放大)，应立即行 CPR，通知医生，备齐各种抢救药品及物品。保持呼吸道通畅，必要时配合医生行气管插管。脑缺氧时间较长者，头部可置冰袋或冰帽，保护脑细胞。监测 24 h 出入量，必要时留置导尿。

(7) 严密观察病情变化，及时书写护理记录并做好交班。

4. 环境介绍、健康评估、饮食护理、活动指导、心理护理　参见第一章第一节心血管疾病腔内微创治疗护理常规入院护理中相关内容。

【术前护理】

1. 用药护理

(1) 房颤、房扑患者行射频消融术之前，需要遵医嘱服用至少 3 周的抗凝药物，包括华法林、达比加群或利伐沙班等。术前 24 h 停用抗凝药物。

(2) 射频消融手术前遵医嘱备好术中用药：根据不同的手术方式备药，如异丙肾上腺素注射液、阿托品注射液、三磷腺苷、丙泊酚注射液、枸橼酸芬太尼注射液、右美托咪定注射液等。

(3) 左心耳封堵术术前密切观察患者的国际标准化比值(international normalized ratio，INR)值，遵医嘱使用抗凝药物。左心耳封堵术及起搏器植入术围手术期预防性使用抗菌药物，静脉输注应在手术开始前0.5～1 h，氟喹诺酮类应在手术前1～2 h开始给药。

2. 特殊检查指导　房颤、房扑射频消融、左心耳封堵术前，指导患者完成经食道超声心动图（trans esophageal echocardiography，TEE）、左心房电子计算机断层扫描（computed tomography，CT）等检查，排除心房内血栓。食道超声检查前1晚20:00后禁食、水，检查当天需一名医生陪同一起前往。左心房CT检查前需禁食、水4 h。

3. 心理护理、术前准备、病情观察　参见第一章第一节心血管疾病腔内微创治疗护理常规术前护理中相关内容。

【术后护理】

1. 饮食护理

(1) 房颤射频消融患者术后1月进软食，避免进食粗糙食物和饮酒。

(2) 经皮左心耳封堵术后：静脉麻醉患者遵医嘱禁食、水，2～4 h后开始予少量流质饮食，无呛咳则给予半流质饮食，卧床期间少食甜食、牛奶、豆浆等胀气食物，少量多餐，不宜过饱。

(3) 起搏器植入术后患者给予高蛋白、高维生素、高纤维饮食，促进伤口愈合。

2. 伤口护理　起搏器植入患者术后穿刺部位采用十字交叉包扎，压力一般以弹力绷带完全伸开2/3为参考。沙袋压迫部位应在切口下方囊袋上，而不是在皮肤切口处，以确保压迫位置准确无误。观察局部有无出血、血肿及波动感。术后第2天更换普通纱布覆盖，换药时注意观察局部皮肤颜色、温度，有无渗血及红、肿、热、痛等感染体征及局部有无血肿。

3. 体位与活动　射频消融术和经皮左心耳封堵术后，术侧大腿平直，术侧足部可做足踝部伸屈动作，以防止静脉血栓形成。6 h后视伤口情况可以下床活动。

起搏器植入术后6 h保持平卧位，限制术侧肢体活动，6 h后可协助患者在室内轻度活动。在恢复期进行肢体功能锻炼时指导患者循序渐进，告知患者严禁患肢做剧烈重复的甩手动作、大幅度地外展、抬高过肩及患侧肩部负重（表1-6-1）。

表1-6-1　起搏器植入术后恢复期肢体功能锻炼指导

手术时间	肢体功能锻炼
手术当天	上肢伸直、五指伸直再用力握
术后第1天	屈肘运动，上肢伸直，曲肘与身体呈90°，然后恢复原位
术后第2天	外展运动，双手放身体两侧，往两侧伸，不超过30°
术后第3天	前伸运动，上肢尽量往前伸与身体呈90°

续 表

手术时间	肢体功能锻炼
术后第 4 天	旋肩运动，上肢自然下垂，术侧上肢以肩为轴旋前再旋后
术后第 5 天	爬墙运动，术侧上肢放于墙壁，逐渐向上爬
术后第 6 天	绕头运动，术侧上肢抬起从同侧耳部逐渐在枕后摸向对侧

4. *心理护理* 房颤射频消融术后患者担心房颤复发易引发焦虑。向患者宣教，术后 3 个月内为房颤术后的“空白期”，其间发生房颤、房扑、房速属于正常反应，在此期间需服用抗凝药物并监测心律，无需过度焦虑，担心房颤复发。

5. *并发症的观察及护理*

(1) 起搏器电极移位

1) 原因：起搏器在囊袋内发生游走，严重下移，使相连的电极脱位；心室电极导线在心房的余留量不够；心内膜结构异常；心腔内电极位置、电极入径未固定及电极头端固定不牢；患者术后术肢过度活动。

2) 临床表现：再次出现安装起搏器前的症状。心电图、心电监护、动态心电图、心电遥测监测出现了心房或心室感知/起搏不良。X 线下示电极脱位或游走，脱离原心腔。起搏阀值增高 3 倍以上、感知不良，虽然 X 线下未见移位警惕是否脱位早期。

3) 预防和护理：起搏器电极移位发生在起搏器植入术后 1 周内，而大部分患者发生在术后 24 h 内。术后予患者持续心电监护(心电遥测)48～72 h，监测患者心率、心律的变化，观察起搏信号是否清晰，脉搏次数和起搏频率是否一致。起搏器植入后需要再次行胸部 X 线检查电极情况。术后指导患者术肢循序渐进活动(表 1-6-1)。如需再次手术行起搏器电极调整术，配合医生做好术前准备。

(2) 起搏器囊袋血肿

1) 原因：患者年老体瘦，血管硬化、弹性差；术前未及时停用抗凝或抗血小板聚集药物；术中囊袋止血不彻底；术后术侧肢体过早过度活动等。

2) 临床表现：起搏器囊袋处肿胀、瘀青、疼痛。

3) 预防和护理：术后沙袋压迫起搏器囊袋 2～4 h。加强巡视，观察患者的囊袋处有无肿胀、瘀青，及时评估患者术后囊袋处疼痛情况。

(3) 气胸(起搏器植入术后)

1) 原因：与术中穿刺锁骨下静脉有关，患者解剖结构异常，反复多次穿刺。

2) 临床表现：患者可以无临床症状，经术后常规胸部 X 片诊断气胸，也可表现为术后出现胸闷、呼吸困难，与呼吸相关的胸痛以及咳嗽。

3) 预防和护理：预防气胸发生，应掌握锁骨下静脉穿刺正确的方法，对于解剖结构异常或者穿刺失败的患者可结合透视下穿刺，静脉造影指导穿刺等方法或者选择腋静脉穿刺、头静脉切开等方法，以减少气胸的发生。气胸的常规治疗方法包括保守治疗、胸腔穿刺抽气和胸腔闭式引流。保守治疗时嘱患者静卧休息，加强巡视，密切观察症状，必要时予吸氧等。胸腔穿刺抽气和胸腔闭式引流时，配合医生做好物品准备，术后加强观察胸闷、呼吸困难及胸痛症状，加强生命体征观察。

（4）封堵器移位（经皮左心耳封堵术后）

1）原因：封堵器选择不当，左心耳过大。

2）临床表现：封堵器脱落栓塞的位置不同，相应的临床表现也不相同。封堵器脱落至胸主动脉或腹主动脉时临床上可无任何表现，但是随访超声心动图时可发现；封堵器脱落至左心室内可引起左心室流出道梗阻或二尖瓣功能障碍，症状表现为心悸、胸闷，严重者出现室性心律失常甚至危及生命。

3）预防和护理：充分考虑左心耳解剖结构，评估左心耳尺寸（左心房 CT 造影和 TEE），制定详细的手术策略，充分评估展开后封堵器的稳定性可减少封堵器的脱落。术后加强巡视，听取患者主诉。密切观察生命体征变化，予心电监护或心电遥测观察有无心律失常发生。需行介入手术或外科手术时，积极做好术前准备。

6. 病情观察　参见第一章第一节心血管疾病腔内微创治疗护理常规术后护理中相关内容。

【出院护理】

1. 行为指导

（1）射频消融术和经皮左心耳封堵术后患者：指导患者出院后活动循序渐进，注意劳逸结合。告知患者避免剧烈运动，可进行慢走、打太极等运动。

（2）起搏器植入术后患者：指导患者每日早晚各测 1 次脉搏，若出现脉搏缓慢（低于起搏器频率 5 次/min 以上）或有头晕、胸闷、心悸、乏力、黑蒙、晕厥等不适，应立即就医。装有起搏器的一侧上肢，3 个月内应避免做过度用力或幅度过大的动作，以利于电极与心内膜的嵌顿、粘连和固定。

2. 用药指导　经皮左心耳封堵术、射频消融术后患者，术后使用抗血小板聚集、抗凝药物的注意事项参见第一章第一节心血管疾病腔内微创治疗护理常规入院护理中用药护理相关内容。

3. 随访指导

（1）射频消融术：告知患者 3 个月内为房颤术后的“空白期”，其间发生房颤、房扑、房速属于正常反应，在此期间需服用抗凝药物并监测心律。术后 3、6、12 个月需复查动态心电图、超声心动图以评估房颤发作情况。

（2）经皮左心耳封堵术：随访时间节点一般包括术后 3、6、12 个月，以后每 12 个月随访 1 次。随访内容包括：抗凝药物剂量、栓塞和血栓事件、心电图或动态心电图、超声心动图、左心耳是否有残余漏及其他不良事件等。

(3) 起搏器植入术：术后随访分为三个阶段。① 第一阶段：植入起搏器最初半年内，应每月检查1次，由医生评估起搏器效果及患者症状改善情况，判断和检查有无电极移位等；② 第二阶段：置入起搏器半年后，如病情稳定可3个月或半年随访1次。监测起搏器，待接近起搏器限定年限时，要缩短随访时间，或由医生经常检查调节程控参数，使之保持最佳状态；③ 第三阶段：预计快到起搏器电池寿命耗竭时(可根据使用的年限与安装起搏器的寿命比较后推算或到医院经心内科医生使用专门的仪器检测)，应加强随访，可每月1次。每次随访都应详细记录所有检查结果并妥善保存。若自觉心悸、胸闷、头晕、黑蒙或自测脉搏缓慢，应立即就医。

第七节　先天性心脏病护理常规

先天性心脏病(congenital heart disease, CHD)简称先心病，是指在胚胎发育时期(怀孕初期2～3个月内)，由于心脏及大血管形成障碍、或出生后应自动关闭的通道未能闭合(在胎儿属正常)而引起的一组心脏局部解剖结构异常的疾病。先天性心脏病的种类很多，可以同时存在两种以上畸形，根据左右两侧及大血管之间有无分流可分为左向右分流型(潜伏青紫型)，右向左分流型(青紫型)，无分流型(无青紫型)三类。常见的左向右分流型包括室间隔缺损(ventricular septal defect, VSD)、房间隔缺损(atrial septal defect, ASD)、动脉导管未闭(patent ductus arteriosus, PDA)、卵圆孔未闭(patent foramen ovale, PFO)；右向左分流型包括法洛四联症和大动脉转位等；无分流型包括肺动脉狭窄(pulmonary stenosis, PS)和主动脉缩窄等。近20年随着影像学、各种导管技术以及使用的介入器材的不断改进与发展，先心病介入治疗在一定范围内已经取代了外科手术治疗。

一、常见手术方式及适应证

(一) 腔内手术

1. 室间隔缺损封堵术　① 年龄≥3岁且体重≥10kg的膜周部VSD；② 膜周部VSD直径3～14 mm，有临床症状或有左心超负荷表现，肺循环血流量(pulmonary flow quantity, Qp)：体循环血流量(systemic flow quantity, Qs)>1.5；③ 解剖条件合适的情况下(VSD上缘距主动脉瓣距离≥2 mm，VSD后缘距三尖瓣距离≥2 mm，无主动脉瓣反流及主动脉右冠瓣脱垂)；④ 肌部VSD，通常>3 mm，年龄≥3岁，有临床症状或有左心超负荷表现，Qp：Qs>1.5；⑤ VSD外科修补术后残余分流且符合上述介入标准。

2. 房间隔缺损封堵术　① 年龄≥2岁且体重≥10 kg，5 mm≤直径≤36 mm的继发孔型 ASD；② 有右心室容量超负荷证据且无肺动脉高压或左心疾病的继发孔型 ASD 患者，无论有无症状；③ 缺损适合封堵的情况下(ASD 边缘距冠状静脉窦，上、下腔静脉及肺静脉开口距离≥5 mm；距离房室瓣距离≥7 mm)；④ 房间隔的直径>所选用封堵伞左房侧的直径；⑤ 不合并必须外科手术的其他心脏畸形。

3. 动脉导管未闭封堵术　① 体重≥4 kg，有左心室容量超负荷证据且解剖条件适合介入的 PDA 患者，无论有无症状；② 心腔大小正常的左向右分流的小型 PDA，如果通过标准的听诊技术可闻及杂音，建议介入封堵 PDA。

4. 卵圆孔未闭封堵术　① 适用年龄 16～60 岁；② 血栓栓塞性脑梗死伴 PFO 患者，未发现其他卒中发病机制；③ 脑卒中(cerebral stroke，CS)或短暂性脑缺血发作(transient ischemic attack，TIA)合并 PFO，具有 1 个或多个 PFO 的解剖学高危因素：房间隔膨出瘤、希阿里氏网、下腔静脉瓣>10 mm、大型 PFO(>4 mm)、长隧道型 PFO(长度≥8 mm)，发泡试验显示中-大量右向左分流；④ CS 或 TIA 合并 PFO，具有 1 个或多个临床高危因素：下肢深静脉血栓形成、反复肺栓塞、呼吸睡眠暂停等，发泡试验显示中-大量右向左分流。

5. 肺动脉瓣球囊成形术　① 超声或心导管测量肺动脉瓣跨瓣峰值压差≥40 mmHg 或合并右心功能不全表现的肺静脉狭窄(pulmonary vein stenosis，PVS)；② 依赖动脉导管开放的重症新生儿 PVS。

(二) 开放手术

1. 房间隔缺损修补术　房间隔缺损。

2. 室间隔缺损修补术　室间隔缺损。

3. 动脉导管结扎术　动脉导管未闭。

4. 经右心房切口或联合肺动脉切口心内矫治术、跨肺动脉瓣环右心室流出道补片加宽矫治术、经右心室切口心内矫治术、改良 Blalock-Taussig 分流术、中央分流术、右室流出道补片限制性加宽术、右室流出道支架植入术、法洛四联症根治术　法洛四联症。

5. 体肺分流术、右室动脉连接术　肺动脉闭锁合并室间隔缺损。

6. 大动脉调转术　大动脉转位。

二、护理常规

【入院护理】

1. 活动指导　根据患者的病情制定适合的活动量。轻型无症状者应与正常患者一样生活；有症状患者应限制活动，以免加重心脏负担；重型患者应卧床休息，给予妥善的生活照顾。保持室内空气流通，定时开窗通风，有持续青紫患者，应避免室内温度过高，导致患者出汗、脱水。

2. 饮食指导　给予高蛋白、高热量、高维生素饮食，以增强体质，同时控制液体的摄入，减轻对心脏的负担。适当限制食盐摄入，给予适量的蔬菜类粗纤维食品，以保证大便通畅。重型患者喂养困难，应特别细心、耐心、少食多餐，以免导致呛咳、气促、呼吸困难等，必要时由静脉补充营养。

3. 预防感染　向患儿及家属介绍自我保护，防止感染的知识。应避免与感染性疾病患者接触。病室空气新鲜，穿着衣服冷热要适中，防止受凉。一旦发生感染应积极治疗。

4. 缺氧的纠正　发绀的患儿，给予持续高流量吸氧。患儿应避免哭闹，必要时给予镇静，给予患儿膝胸卧位或端坐卧位。能走路的患儿，在行走或玩耍的时候常出现蹲踞现象，切记勿强行拉拽患儿。

5. 生命体征的监测　复杂先天性心脏病的患者常存在各种类型的心律失常，可给予心电遥测或持续心电监护，便于及早发现恶性心律失常并妥善处理。

6. 心理护理　小儿先天性心脏病住院后可能存在分离焦虑，入院后可适当摆放贴身物品，增加家属的陪伴时间来缓解焦虑，避免哭闹加重症状。

7. 环境介绍、健康评估、用药护理、病情观察　参见第一章第一节心血管疾病腔内微创治疗护理常规入院护理中相关内容。

【术前护理】

（一）腔内手术

1. 术前准备

（1）腔内手术在术前 30 min 常规遵医嘱应用抗生素 1 次。

（2）静脉血采集应注意尽量避免患儿情绪激动，或选择在患儿睡眠时，操作应轻柔，尽可能避免反复穿刺，并做好缺氧发作的抢救准备。

（3）其余术前准备参见第一章第一节心血管疾病腔内微创治疗护理常规术前护理中术前准备相关内容。

2. 心理护理、病情观察　参见第一章第一节心血管疾病腔内微创治疗护理常规术前护理中相关内容。

（二）开放手术

1. 术前准备　参见第一章第二节心血管疾病外科手术治疗护理常规术前护理中相关内容。

2. 心理护理、病情观察　参见第一章第一节心血管疾病腔内微创治疗护理常规术前护理中相关内容。

【术后护理】

（一）腔内手术

1. 并发症的观察及护理

（1）封堵器移位或脱落

1）原因：封堵器过小、病变解剖位置特殊及适应证选择不当所致。

2）临床表现：封堵器脱落后患者可出现心悸、胸闷等症状，重新听到已经消失的杂音，同时可出现心律失常，心律失常的性质因封堵器脱落的部位而不同。心电监测可见房性或室性早搏。

3）预防和护理：术后予持续心电监护或心电遥测，严密监测心率及心律，询问患者的主诉。如出现封堵器脱落，常规外科手术取出封堵器并修补；部分封堵器较小，且脱落后游离于左心房、右心房、肺动脉、主动脉者，建议尝试用抓捕器抓捕后经鞘管取出；如果封堵器卡顿于瓣膜或进入左心室或右心室者，为防抓捕时损伤心脏瓣膜或腱索，推荐直接外科开胸取出封堵器后修补 ASD。如外科手术及时安慰患者，消除恐惧心理，做好外科术前准备。

（2）心律失常

1）原因：封堵器对心肌局部的刺激、室间隔房室传导组织的水肿和封堵器选择过大对局部组织的挤压，产生水肿影响传导束所致；与封堵器的结构和性能有关。

2）临床表现：可有胸闷、心悸、头晕等症状。

3）预防和护理：房间隔缺损封堵术后观察重点为有无频发室性早搏、房性早搏等。室间隔缺损封堵术后重点观察有无房室传导阻滞等异常心律失常。室上性心动过速、窦性心动过缓和室性早搏等，一般不需要特殊处理，停止刺激后心律即恢复。术后可佩戴心电遥测或心电监护，严密监测心律，必要时可遵医嘱使用糖皮质激素治疗，一般观察期 7～10 d，如心律仍不能恢复，推荐积极取出封堵器并修补房间隔缺损和室间隔缺损。

（3）溶血

1）原因：主要与术后残余分流过大或封堵器过多突入主动脉腔内有关。

2）临床表现：尿色呈洗肉水样，严重者为酱油色即血红蛋白尿，可伴有发热、血红蛋白下降等。

3）预防和护理：术后观察患者尿液颜色，留取尿液标本，做前后对比。血红蛋白尿多由封堵术后并发症残余分流引起。一旦发生术后溶血可遵医嘱使用激素、止血药、碳酸氢钠等药物治疗，保护肾功能，多数患者可自愈。残余分流较大，内科药物控制无效，可再置入 1 枚或多枚封堵器封堵残余缺口，若经治疗后病情不能缓解者，应及时请心血管外科协同处理。

（4）出血

1）原因：与封堵手术后有股动脉、股静脉伤口有关。

2）临床表现：伤口处渗液，颜色鲜红。

3）预防和护理：患者术后测血压 1 次/30 min，连续测 6 次，拔除股动脉鞘管前向患者做好解释工作，嘱患者排空大、小便，准备好抢救器材和阿托品、多巴胺等药物，保持静脉通畅，以防止拔管时发生迷走神经反射。拔除鞘管后按压伤口 20 min，再加压包扎，给予沙袋压迫 6 h，嘱患者患侧肢体制动，卧床休息 12 h。拔除动脉鞘管后护士要经常巡视患者伤口情况，观察其足背动脉搏动情况及皮温、颜色变化，防止动脉栓塞的发生。并密切观察伤口有无渗血、渗液，如有少量渗血要及时更换敷料，如有皮下瘀青要做好标记，动态观察其大小，防止皮下血肿的发生。

2. 体位与活动、饮食指导、病情观察、伤口护理、用药护理　参见第一章第一节心血管疾病腔内微创治疗护理常规术后护理中相关内容。

（二）开放手术

1. 并发症肺动脉高压危象的观察及护理

1）原因：缺氧、肺循环血流量增多等各种因素导致肺血管阻力增高。

2）临床表现：肺动脉压迅速上升、达到或超过体循环压力，体循环压力下降，左房压下降，心率增快，CVP 上升，肝脏增大，尿量减少，肺交换功能下降，动脉 SpO_2 下降，高碳酸血症，代谢性酸中毒，患者出现发绀。

3）预防和护理：① 正确掌握吸痰指征，如呼吸机持续高压报警、两肺听诊有痰鸣音、动脉 SpO_2 下降或 $PaCO_2$ 增高等，给予适时吸痰；② 吸痰和胸部物理疗法前，应加大镇静深度；③ 吸痰负压不可过大，成人吸痰负压 0.04～0.053 MPa，小儿吸痰负压 0.02～0.026 MPa，以免使远端肺泡闭合，出现人为的肺不张；吸痰时间要有严格的限制（成人<15 s，小儿<10 s，新生儿和婴儿<8 s）。吸痰时应注意观察患者的心率、心律、血压及口唇颜色，若出现血压下降、SpO_2<95%、心率增快、心律不齐，应立即停止吸痰；④ 吸痰前、中、后都要给予纯氧吸入；⑤ 吸入气体温度保持 34～36℃，湿度达 100%，防止冷刺激及痰痂阻塞所致肺血管收缩，导致肺动脉压上升；⑥ 密切监测肺动脉压的变化，遵医嘱给予降肺动脉压的药物，如米力农、前列地尔、西地那非等。

2. 循环系统的监测、气道护理、消化系统的护理、泌尿系统的护理、神经系统的护理、导管护理、疼痛管理、血管活性药物的管理、出入液量的管理　参见第一章第二节心血管疾病外科手术治疗护理常规术后护理中相关内容。

【出院护理】

1. 行为指导　穿刺处 1 周内避免沐浴，防止出血感染。如发现患者有心悸、尿少、腹胀、恶心、呕吐、气急、烦躁、心率过快、呼吸困难等症状，可能发生心力衰竭，应及时送医院就诊。在日常生活中要从以下几个方面预防感冒：① 加强锻炼：家长应根据患儿自身情况选择适宜的活动，逐步适应环境，循序渐进；② 避免受凉：尽量不要做剧烈活动、以防大量出汗、入睡后受凉，由于先心病患儿容易出汗，宜给患儿勤换衣服；③ 在感冒流行期间，要减少外出，更不要去人群聚集的公共场所，以防交叉感染；④ 父母及家人如有感冒者，应及时采取防护措施，戴口罩，勤洗手，必要时可与患儿隔离；⑤ 保持室内空气新鲜，勤开窗通风，保持一定的湿度；⑥ 一旦出现发热、咽红、鼻塞、流涕等感冒症状时要及时就诊，以防感冒引起其他并发症或诱发急性心衰。

2. *活动指导*　出院后可进行日常活动，适当的活动，可促进先心病患儿的康复。避免做跑跳或过于激烈的运动，防止造成心脏负担、封堵器移位和脱落。术后因疼痛，可能出现形体的变化，要注意头、颈部肌肉多活动，防止双肩下垂。术后两周应多休息，预防感染。学龄期儿童在术后3个月可回到学校进行一般活动。

3. *饮食指导*　出院后应给予清淡、易消化、高热量、高蛋白、高维生素饮食，多吃水果、蔬菜促进机体的恢复。可正常进食，但不宜吃的过饱，不宜进食难消化的食物，切忌暴饮暴食增加心脏负担；排便困难者可反射性影响心率和动脉血流量而引起意外，因此，术后强调保持排便通畅。

4. *用药指导*　严格按医嘱服用抗血小板聚集药物如阿司匹林肠溶片等，同时注意观察有无出血倾向，重点观察呕吐物、尿液、粪便、皮肤、牙龈、注射针眼等，发现异常及时报告。对出院的复杂先天性心脏病患者必须督促其继续在医生指导下口服强心、利尿药物（如地高辛、呋塞米等）、血管紧张素转换酶抑制剂（如卡托普利）、醛固酮抑制剂（如螺内酯）直至手术治疗后3～6个月。服用利尿剂时应注意尿量的变化，服用地高辛等洋地黄类药物，服药前应自测心率的变化，成人脉搏＜60次/min，应暂停服药1次，严格遵循服药时间，不随意提前或推迟，指导患者识别洋地黄类药物过量的不良反应。指导患儿家长监测体重的变化。

5. *特殊指导*　避免突然暴露在高海拔地区（＞2 500 m）；女性患者 SpO_2 低于90％的发绀型无肺动脉高压的艾森曼格综合征患者不建议妊娠。

6. *伤口指导*　对于行修补术后出院第1个月内嘱患者保持直立姿势，挺胸、胸前区防撞伤、避免挤压胸部，睡觉时平卧，不要追逐打闹、冲撞等。

7. *随访指导*　术后应定期随访，随诊时间分别为术后1、3、6、12个月，发绀患者需要终身随访。重点复查超声心动图、心电图、X线胸片，了解其疗效及有无并发症，观察肺血流改变和封堵器的形态、结构有无变化等。随访期间自觉有异常，应及时就诊。

第八节　心脏瓣膜病护理常规

心脏瓣膜病是由多种原因引起的心脏瓣膜狭窄和（或）关闭不全所致的心脏疾病。正常情况下，心脏瓣膜开放使血液向前流动，心脏瓣膜关闭则可防止血液反流，从而保证心脏内血流的单向流动。当瓣膜狭窄时，心脏压力负荷增加；瓣膜关闭不全时，心脏容量负荷增加。这些血流动力学改变可导致心房或心室结构改变及功能失常，最终出现心力衰竭、心律失常等临床表现。

我国瓣膜性心脏病以风湿性心脏病最为常见，最常累及二尖瓣，约占 90%，其次为主动脉瓣，三尖瓣多为继发性病变。可同时累及一个或多个瓣膜区，以二尖瓣合并主动脉瓣较多见。其次是老年退行性瓣膜病，以主动脉瓣膜病最为常见。

一、常见手术方式及适应证

（一）腔内手术

1. 经皮二尖瓣球囊扩张术（percutaneous balloon mitral valvuloplasty，PBMV） 适用于：① 单纯二尖瓣狭窄，瓣口面积 0.5～1.5 cm^2。对于瓣口面积>1.5 cm^2 有症状的中度二尖瓣狭窄患者，在有血流动力学表现时（包括运动时 PAWP>25 mmHg 或平均二尖瓣跨瓣压差>15 mmHg）；② 无风湿活动；③ 心房内无血栓形成；④ 经外科分离术后再狭窄患者。

2. 经导管主动脉瓣置换术（trans catheter aortic valve implantation，TAVI） 适用于高手术风险的老年主动脉瓣重度狭窄患者（≥75 岁或 STS-PROM/EuroSCOREⅡ>8%）或不适合外科手术的患者。

3. 经导管二尖瓣置换/成形术 适用于严重症状性重度原发性二尖瓣反流[美国纽约心脏病学会（New York Heart Association，NYHA）心功能分级Ⅲ级或Ⅳ级]，若手术风险高或禁忌，预期寿命超过 1 年，且二尖瓣解剖结构适合置换/修复术的患者。

4. 经导管三尖瓣置换术 目前未获新指南推荐，但有望克服传统外科手术“创伤大”的缺陷，尤其在三尖瓣反流患者出现严重右室功能不全和终末器官损伤之前早期干预优势更为明显。

（二）开放手术

1. 外科主动脉瓣置换术 适用于低手术风险的年轻主动脉瓣重度狭窄患者（<75 岁且 STS-PROM/EuroSCOREⅡ<4%）或不适合经股动脉行 TAVI 的患者。

2. 外科二尖瓣修复/成形术 适用于有症状的（NYHA 心功能分级Ⅲ级或Ⅳ级）中、重度二尖瓣狭窄患者。

3. 外科三尖瓣修复/成形术 外科手术纠正左心瓣膜疾病时并行三尖瓣手术治疗；而对于原发性或继发性孤立三尖瓣反流，因手术死亡风险较高（8%～20%），经慎重评估后可考虑三尖瓣手术治疗。

二、护理常规

【入院护理】

1. 呼吸功能护理 有吸烟史的患者戒烟>2 周，指导深呼吸运动和有效咳痰，必要时遵医嘱进行雾化治疗，肺部感染者合理使用抗生素，择期手术应推迟到急性上呼吸道感染治愈后。

2. 环境介绍、健康评估、饮食护理、用药护理、病情观察、吸氧护理、活动指导、心理护理　参见第一章第一节心血管疾病腔内微创治疗护理常规入院护理中相关内容。

【术前护理】

参见第一章第一节心血管疾病腔内微创治疗护理常规和第一章第二节心血管疾病外科手术治疗护理常规中术前护理相关内容。

【术后护理】

1. 抗凝护理

(1) 抗凝药物使用：术后引流液量明显减少 12 h 后开始进行抗凝治疗，使用口服华法林或注射低分子肝素钠。瓣膜成形术及生物瓣膜置换术患者术后口服抗凝药半年，机械瓣置换患者需终身服用华法林(目前无替代华法林的抗凝药物)。用药期间密切观察有无出血或血栓症状，当出现牙龈出血、鼻出血、血尿、黑便、咯血，广泛皮肤瘀斑和出血性紫癜体征时，或胸闷、恶心、呕吐、麻痹性肠梗阻，肢体活动障碍等症状，及时汇报处理。

(2) 机械瓣置换术后华法林抗凝的参考标准：表 1-8-1。

表 1-8-1　机械瓣置换术后华法林抗凝的参考标准

患者情况	推荐 INR 值
单纯二尖瓣置换	1.8～2.5
单纯主动脉瓣置换	1.8～2.5
二尖瓣、主动脉瓣同期置换	1.8～2.5
三尖瓣置换	2.0～3.0
合并房颤	+0.3～0.5*
合并冠心病、心肌梗死或缺血性脑卒中病史	加用阿司匹林 50～100 mg

注：* 在以上推荐 INR 值基础上，再上调 0.3～0.5；INR，国际标准化比值。

(3) 护士向患者及家属进行一对一详细地华法林用药宣教，每周进行科室集中宣教。发放华法林记录本(见图 1-8-1，图 1-8-2)，教会患者及家属每日记录服用药量和监测的 INR 值。

2. 伤口护理

(1) 腔内手术患者予绷带或压迫器加压包扎(经颈动脉入路的除外)。重点观察伤口处有无渗血、血肿，局部肢端有无肿胀，足背动脉搏动是否良好。经股动脉行导管瓣膜治疗患者压迫器加压 6 h，缓慢松解，患肢制动 24 h；经股静脉行 PBMV 术后，穿刺点压迫器或沙袋压迫 4 h，卧床 12 h。

华法林抗凝教育手册
目录

1、什么是华法林？……1
2、为什么需要服用华法林？……1
3、怎样服用华法林？……1
4、为什么需要抽血化验？……2
5、什么时候该去抽血化验？……2
6、INR值多少最合适？……2
7、什么因素可以影响化验结果？……3
8、服用华法林期间可以旅游吗？……4
9、服用华法林期间想怀孕，怎么办？……4
10、服用华法林期间需要拔牙，做胃镜、纤支镜等检查，怎么办？……4
11、服用华法林期间需做手术怎么办？……4
12、华法林的副作用有哪些？……5
13、服用华法林期间如何自我识别出血的症状和体征？……5
14、服用华法林期间如何及早识别血栓栓塞的症状和体征？……5
15、给接受华法林治疗患者的重要提示……6

图 1-8-1　手册目录

患者姓名：
住 院 号：
手术名称：
手术日期：
出院日期：
人造瓣膜类型及尺寸(内径)：
X 线 号：
彩 超 号：
血　　型：
手术医师：
责任护士：

图 1-8-2　手册信息记录页

(2) 外科手术患者需定期观察伤口纱布有无渗血、渗液，伤口周围有无红、肿、热、痛等感染表现。

3. 并发症的观察及护理

(1) 心律失常

1) 原因：外科手术对心肌组织的直接损伤；缺血再灌注损伤；体外循环过程中血液凝血功能、酸碱度的改变影响；术后全身或局部的炎症反应。

2) 临床表现：心悸、胸闷、胸痛、呼吸困难、头晕甚至晕厥。

3) 预防和护理：护士需密切监测患者心律及心率的变化，关注患者的主诉，尽早识别心律失常。定期监测电解质变化，维持电解质平衡，避免低钾、低镁等心律失常发生的诱因。如出现心律失常，应协助患者卧床休息，避免症状加重或发生跌倒等不良事件。快速判断心律失常的类型，遵医嘱对症用药。持续监测心率变化，观察用药效果。

(2) 急性肺水肿

1) 原因：重度二尖瓣狭窄患者，左心房扩大而左心室充盈不足，左心室心肌萎缩，当二尖瓣狭窄解除后，回心血量增加，导致急性肺水肿。

2) 临床表现：面色苍白、口唇青紫、呼吸急促、大汗淋漓、咳粉红色泡沫样痰，严重者血压下降、脉搏细速、听诊双肺闻及湿啰音、哮鸣音。

3）预防和护理：给予充分休息，以卧床休息为主，可给予氧气吸入，改善心功能。遵医嘱使用利尿剂，维持出入量的平衡。控制输液速度，避免心脏负荷加重。如出现急性肺水肿，立即协助患者取端坐卧位，双腿下垂，予20%～30%酒精湿化、氧流量4～6 L/min吸氧，遵医嘱使用强心剂（西地兰）、利尿剂（呋塞米）、血管扩张剂（硝普钠或硝酸甘油）、镇静剂（吗啡）、平喘药（氨茶碱）、糖皮质激素（地塞米松）等药物，并注意观察患者生命体征的变化。

（3）瓣周漏

1）原因：瓣环不完整；组织薄弱；缝合技术不当；心内膜感染。

2）临床表现：胸闷、气促；活动后乏力；皮肤黄染，酱油色尿；发热；充血性心力衰竭。

3）预防和护理：术前精准测量和选择瓣环大小，术后严格控制液体入量，加强预防各类感染，避免心脏负荷过重及感染性心内膜炎而诱发瓣周漏。定期进行心脏彩超监测，及早发现瓣周漏。如发生瓣周漏，遵医嘱使用强心、利尿药物缓解心衰症状，使用抗凝药物预防血栓形成。病情严重者可根据瓣周漏的位置和大小选择介入或再次外科手术治疗，对瓣周漏口进行封堵或更换瓣环。

（4）缺血性脑卒中

1）原因：术中心腔内血栓的形成和脱落；术中瓣膜上钙化物质脱落；体外循环过程中形成微血栓；术后抗凝药物的用量不足等。

2）临床表现：一侧脸部或肢体无力；神志迷茫、说话或理解困难；行路困难，眩晕、失去平衡或协调能力。

3）预防和护理：术后遵医嘱使用抗凝药物，定期监测INR的变化，动态调整药物剂量，将INR控制在目标范围内。对于发生过脑卒中的患者，可同时使用他汀类药物控制血脂，降低脑卒中发生风险。根据病情进行床上肢体运动及早期下床活动，必要时使用梯度压力袜或间歇充气加压装置，预防血栓形成。密切观察患者意识变化和肢体活动情况，尽早发现病情变化。如发生缺血性脑卒中，应及时汇报医生，保持患者呼吸道通畅，予吸氧。密切监测患者生命体征及神志变化。宣教活动注意事项，避免患者因肢体无力、神志不清、失衡等原因而发生跌倒/坠床等不良事件。遵医嘱按时使用溶栓药物，必要时做好手术取栓准备。

（5）出血性脑卒中

1）原因：陈旧性梗死灶；血管脆性高；术中血管损伤；脑血管灌注不足恢复供血后血管破裂；术后抗凝药物的用量过度等。

2）临床表现：剧烈头痛；恶心、呕吐；一侧肢体麻木、无力；面部歪斜，无法言语；站立不稳，失衡；意识丧失，抽搐等。

3）预防和护理：术后遵医嘱使用抗凝药物，定期监测INR的变化，动态调整药物剂量，将INR控制在目标范围内。避免剧烈活动、情绪波动大，控制血压，减少发病诱因。如发生出血性脑卒中，应及时汇报医生，保持患者呼吸道通畅，予吸氧。密切监测患者生命体征及神志变化。遵医嘱使用促凝及止血药物减少出血，使用脱水剂降低颅内压，保护脑功能。宣教活动注意事项，避免患者因肢体无力、失衡等原因而发生跌倒/坠床等不良事件。

4. 循环系统的监测、气道护理、消化系统的护理、泌尿系统的护理、神经系统的护理、导管护理、疼痛管理、血管活性药物的管理、出入液量的管理　参见第一章第二节心血管疾病外科手术治疗护理常规术后护理中相关内容。

【出院护理】

1. 行为指导

(1) 血压指导：改善生活方式，如适量运动、控制体重和限制钠盐的摄入，控制各种导致血压升高的危险因素。

(2) 戒烟与限酒：远离烟草环境，避免二手烟危害。对于难以戒烟的患者行替代疗法，必要时遵医嘱使用药物治疗。严格控制饮酒量，饮用酒精量男性≤25 g/d，女性≤15 g/d。

2. 活动指导　术后根据医生制订的康复计划慢慢增加活动量，活动过程中避免引起心脏的不适；注意休息，生活规律，劳逸结合，避免过重体力活动。但在心功能允许情况下，可进行适量的轻体力活动或轻体力的工作。房颤患者还应注意防止屏气和突然用力、剧烈咳嗽，以减少血栓脱落机会，预防栓塞。

3. 饮食指导　指导患者高热量、高蛋白、高维生素、低脂、易消化饮食。患者服用华法林期间尽量避免患者进食影响华法林药效(包括协同和拮抗作用)的食物及药物(表1-8-2)，少量多餐，适量运动，保持大便通畅。

表1-8-2　食物、药物与华法林相互作用

	协同作用	拮抗作用
西药	阿司匹林、氯吡格雷、替格瑞洛、胺碘酮、奥美拉唑、苯巴比妥、布洛芬、甲硝唑、罗红霉素、克拉霉素等	利福平、维生素C、卡马西平、口服避孕药、硫糖铝等
中药	丹参、当归、黄连、银杏、枸杞等	人参、西洋参等
食物	洋葱、芹菜、大蒜、生姜 鱼油、海产品等	豆制品、大豆油、鱼肝油、绿叶蔬菜、西红柿、胡萝卜、蛋黄、动物肝脏、海带、紫菜、绿茶、红茶等
水果	菠萝、芒果、葡萄柚等	苹果、桃、梨等

4. 用药指导

(1) 抗凝药物：对于口服抗凝药(华法林)的使用，瓣膜成形术及生物瓣膜置换术患者术后服用半年，机械瓣置换术患者术后服用终身。指导患者服药期间定期复查凝血功能

（主要指 INR），术后第 1 个月 1 次/周，第 2 个月 1 次/2 周，第 3 个月 1 次/月。稳定后不超过 1 次/2 个月，调整药物剂量后 3 天需复查。同时指导患者及家属自行记录每日服药量及每次 INR 指标，便于自我监测或复查时医生了解病情变化，并且固定医院复查凝血酶原时间及活动度。月经期女性若抗凝中经期延长，经量增多，但周期基本不变，可在医生指导下适当减少华法林用量。

（2）抗血小板聚集药物：腔内手术患者一般情况下以双联抗血小板治疗 3～6 个月后，终身单药抗血小板治疗。通常为阿司匹林肠溶片 100 mg 联合氯吡格雷 75 mg/d，3～6 个月，阿司匹林肠溶片 100 mg/d，终身服用。用药期间注意有无胃部不适，有无皮下出血、牙龈出血、便血等。

5. 其他指导　如需拔牙或做其他小手术，应告知医生自己患有心脏瓣膜病，术前应采用抗生素预防感染。风湿性心脏瓣膜病患者，尽早改善居住环境，保持室内通风，避免室内潮湿、阴暗，预防风湿热反复发作；育龄妇女应控制好妊娠及分娩的时机，心功能Ⅲ级及以上的妇女，建议不宜妊娠。

6. 随访指导　患者出院后应常规进行电话随访及指导，外科术后患者 7～10 d 应至门诊进行伤口拆线（拔除胸管处的 2 根不可吸收线），第 1、3、6、12 个月定期到门诊做超声心动图等复查，如有不适及时就诊。

第九节　心包疾病护理常规

心包疾病是由感染、肿瘤、代谢性疾病、尿毒症、自身免疫病、外伤等引起的心包病理性改变。心包疾病的临床表现及病因往往不同，因此需要进行个体化治疗，表现为心包的急性炎症反应、渗液以及心包缩窄、粘连、增厚、钙化等慢性病变。心包疾病可以是孤立性疾病，也可以是全身性疾病的一部分，主要包括心包炎、心包积液、心脏压塞、缩窄性心包炎和心包肿瘤等，临床以急性心包炎和缩窄性心包炎最常见。因此本节重点阐述急性心包炎。

一、常见手术方式及适应证

1. 心包穿刺术　适用于：① 急性化脓性心包炎；② 心包内大量积脓或大量心包积液需反复穿刺者。

2. 心包切除术　适用于慢性缩窄性心包炎。

二、护理常规

【入院护理】

1. 体位护理　急性心包炎出现胸痛、发热及心包摩擦音时应卧床休息，待症状消失后，帮助患者逐渐增加活动量。呼吸困难者可采取半卧位或前倾坐位，且提供能够倚靠在床上的小餐桌，提升患者舒适性。协助患者满足生活自理需要。

2. *疼痛护理* 观察疼痛的性质、部位及持续时间，区分心包炎疼痛与心肌缺血性疼痛，心包炎的疼痛受呼吸和体位影响较明显。

3. *高热护理* 出现高热时，及时做好降温护理，定时测量体温并做好记录。心脏压塞时降温不可过快，并做好保暖。及时更换患者衣裤、被褥，没有呼吸困难症状者注意补充水分 2 500～3 000 mL/d，并注意做好口腔护理，防止真菌感染和口腔溃疡的发生。

4. *呼吸困难的护理* 护士应密切监测呼吸的频率、节律和深度并记录，及时与医生联系。若出现张口呼吸，要保持口唇和口腔的湿润，必要时吸氧。合并肺水肿时应立即给予高流量氧气吸入（4～6 L/min），并用 20%～30%的酒精湿化氧气，可降低肺泡内泡沫的表面张力，使泡沫破裂而改善通气。遵医嘱给予强心、利尿、扩血管、镇静等治疗。保持呼吸道通畅，必要时配合医生进行抢救。

5. *病情观察* 监测生命体征及神志变化，注意有无心动过速、脉搏浅快、颈静脉怒张等心脏压塞征兆。

6. *饮食护理* 应给予高维生素、高蛋白、高热量饮食。心包积液往往为一些消耗性疾病（恶性肿瘤、结核病等）的重要表现。因存在心包积液渗出，患者机体蛋白质摄入宜适量增加，护士应鼓励患者多进食以改善机体环境，确保各类营养均衡摄入，强化机体抵抗疾病的能力。

7. *环境介绍、健康评估、用药护理、心理护理* 参见第一章第一节心血管疾病腔内微创治疗护理常规入院护理中相关内容。

【术前护理】

1. *心包炎的护理* 急性心包炎以病毒感染最常见。应做到遵医嘱及时准确给药，注意观察药物的疗效及不良反应，并向患者宣讲有关药物方面的知识及坚持长期治疗的重要性，使患者能配合治疗。用药期间应密切观察患者用药反应，如出现肝功能异常、视力减退、听力障碍等药物毒副反应时，应及时报告医生处理。

2. *心包积液的护理*

(1) 患者胸闷、气急时予吸氧。

(2) 同时监测血压，密切观察心率、心律的变化，血压低时遵医嘱给予升压药，嘱患者尽量放松。

(3) 遵医嘱给予利尿剂，准确记录出入量。

(4) 监测水、电解质平衡；腹水较多者，每日测腹围，观察体重变化。

(5) 加强皮肤护理，水肿、腹水患者预防压力性损伤的发生。

(6) 配合医生进行心包穿刺：心包积液时，观察有无心脏压塞的征象。如果患者主诉胸闷、心悸，表现为呼吸困难、面色苍白、全身出冷汗、奇脉、血压下降、脉压降低，严重者可出现休克，听诊心音遥远甚至肺部出现湿啰音等症状，应首先考虑心脏压塞可能。

3. 预防低蛋白血症　应鼓励患者少食多餐，进食高蛋白、高维生素、易消化的饮食。严重低蛋白血症者术前可遵医嘱输注白蛋白。

4. 呼吸、循环功能维护　告知患者术前应禁烟，防治感冒，并按时遵医嘱雾化吸入，以减轻患者的呼吸道症状。术前常规遵医嘱应用利尿剂减轻水肿和心脏负担。准确记录 24 h 尿量、尿比重和尿颜色。定期查电解质，尿多时适量补钾，注意因钾的丢失而引起的心律失常及其他并发症。心功能欠佳者监测 CVP，限制钠盐摄入，并适当限制患者活动量，预防心力衰竭的发生。

【术后护理】

1. 心包引流管的护理　密切关注心包积液的量、性质和颜色。心包积液每次引流不超过 1 000 mL，一般第一次抽液体不超过 200～300 mL，心包积液＜25 mL/d 时拔除导管。

2. 黄疸及皮肤的护理　黄疸严重的患者可出现皮肤瘙痒，应注意皮肤黏膜的护理，尤其是合并有皮肤水肿的患者应注意皮肤卫生，避免皮肤抓伤破损。

3. 并发症的观察及护理

（1）低心排血量综合征

1）原因：心脏压迫解除，右室前负荷突然增加；心脏突然失去积液的支撑，可能导致心室扩张和功能减低。

2）临床表现：心排血量的下降，低至心指数 2.5 L/(min · m^2)时出现一些临床症状，如心率增快，脉压变小，皮肤湿冷。

3）预防和护理：术中应限制液体输入，左心室解除缩窄后，遵医嘱使用去乙酰毛花苷及呋塞米，在强心的同时，排出过多液体减轻心脏负担。术后 12～48 h，应用多巴胺等儿茶酚胺类药物。如对药物反应效果较差，低心排不能纠正，可配合医生使用主动脉内球囊反搏。

（2）急性肺水肿

1）原因：心包液抽吸过快，心包快速减压。

2）临床表现：突然出现严重的呼吸困难，端坐呼吸，伴咳嗽，常咳出粉红色泡沫样痰，患者烦躁不安，口唇发绀，大汗淋漓，心率增快，严重者可引起晕厥及心脏骤停。

3）预防和护理：心包穿刺前已快速扩容者在心包减压时尤应谨慎。当心脏压塞者穿刺放液时，不可一次迅速排空心包积液，否则右心压力立即恢复正常，静脉血回流会剧增，右心室充盈和心排血量迅速增加，可能诱发肺水肿，急性右室容量超负荷也可出现急性右心衰竭。一般穿刺抽液量 1 次不能＞1 000 mL，以避免发生急性右室扩张。持续引流者均衡缓慢让积液流出可降低急性右室扩张或急性肺水肿的发生。因此要注意观察引流量，并对患者做好宣教。

4. 循环系统的监测、气道护理、消化系统的护理、泌尿系统的护理、神经系统的护理、导管护理、疼痛管理、血管活性药物的管理、出入液量的管理　参见第一章第二节心血管疾病外科手术治疗护理常规术后护理中相关内容。

【出院护理】

1. 行为指导 禁烟酒，注意保暖，避免感冒，预防呼吸道感染。若出现心悸、发热、胸闷、气短、不能平卧等，及时联系医生。避免劳累过度、剧烈运动，避免出现情绪激动，保证良好的精神状态。

2. 饮食指导 避免进食油腻食物。加强营养，保持营养均衡，给予患者低脂、高蛋白、高热量、高维生素饮食来提高自身免疫力和抵抗力。少量多餐，禁辛辣、刺激性食物。

3. 用药指导 根据心包炎的病因遵医嘱使用药物。胸痛明显者可遵医嘱给予止痛药、镇静剂。如果是结核病导致的心包炎，患者在治疗上用药时间为 1～2 年，与肺结核的治疗一致。因此早期、联合、足量、规范、全程的药物治疗原则非常重要，这样可避免引发不良反应。

4. 心理指导 要保持情绪的稳定，保持心情愉悦，正确的面对疾病，树立战胜疾病的信心，按时用药，防止病情的复发。

5. 随访指导 结核性心包炎患者由于用药时间长，患者往往难以坚持，待症状消失或减轻如自行停药，则将造成复治、难治甚至致长期慢性化而丧失了痊愈的机会。因此要注意规范的随诊，至少 1 个月在医院随访 1 次，连续 12 个月，甚至 18 个月，出现症状随时到医院就诊，复查内容包括血常规、肝肾功能、心肌酶、心电图、超声心动图等。

第十节 心肌疾病护理常规

心肌病(cardiomyopathy)是由不同病因(以遗传性病因最常见)引起的心肌病变，这种病变是器质性的，包括心肌机械活动异常和(或)心电功能障碍，病理学上常表现为心室不适当的扩张或肥厚，并影响心脏的收缩或舒张功能，最终可导致重度心力衰竭、房性或室性心律失常或栓塞。目前心肌疾病的具体分类如下：

遗传性心肌病：肥厚型心肌病(hypertrophic cardiomyopathy, HCM)、右心室发育不良、左心室致密化不全、离子通道病(长 QT 间期综合征、Brugada 综合征、短 QT 间期综合征、儿茶酚胺敏感性室速等)。

混合型心肌病：扩张型心肌病、限制型心肌病。

获得性心肌病：感染性心肌病、心动过速性心肌病、心脏气球样变、围生期心肌病。

由其他心血管疾病继发的心肌病理性改变不属于心肌病的范畴，如心脏瓣膜病、高血压性心脏病、先天性心脏病、冠心病等所致的心肌病变。

扩张型心肌病的外科治疗与护理常规与本章第五节心力衰竭的外科治疗与护理常规一致，参考本章第五节心力衰竭护理常规，因此本节重点阐述肥厚型梗阻性心肌病。

一、常见手术方式及适应证

（一）介入手术

1. 双腔起搏器植入术 ① 梗阻性肥厚型心肌病经药物治疗症状仍持续存在；② 心脏左室流出道（left ventricular outflow tract，LVOT）压力阶差＞30 mmHg，激发状态下＞50 mmHg；③ 室间隔基底部肥厚，功能性二尖瓣反流不甚严重，且不伴有二尖瓣装置解剖异常者。

2. 经皮室间隔心肌消融术（percutaneous transluminal septal myocardial ablation，PTSMA） ① 患者有明显的临床表现，且乏力、心绞痛、劳累性气短、晕厥等进行性加重，充分药物治疗后效果不佳或不能耐受药物副作用；② 不接受外科治疗或为外科手术高危患者；③ 静息 LVOT 压力阶差≥50 mmHg 或激发 LVOT 压力阶差≥70 mmHg；④ 超声心动图证实梗阻位于室间隔基底段，并有与收缩期前向运动（systolic anterior motion，SAM 征）相关的 LVOT 梗阻；⑤ 间隔支动脉适合行 PTSMA。

（二）开放手术

1. 室间隔肥厚心肌切除术（Morrow 手术） 适应证为药物治疗无效，症状明显，LVOT 压差静息时≥30 mmHg 或应激时≥50 mmHg，且室间隔心肌极度肥厚者。

2. 心脏移植手术 适用于对于药物治疗无效或已进展为充血性心力衰竭，不能接受室间隔心肌切除术或其他介入治疗的肥厚型心肌病患者，可考虑进行同种异体心脏移植。

二、护理常规

【入院护理】

（一）介入手术

参见第一章第一节心血管疾病腔内微创治疗护理常规入院护理中相关内容。

（二）开放手术

1. 活动指导 参见第一章第五节心力衰竭护理常规入院护理中相关内容。

2. 病情观察

(1) 生命体征的观察：密切观察患者的生命体征，尤其是血压、心率、心律的变化，必要时遵医嘱心电监护。及时发现心律失常的先兆，备好抢救物品和药品，防止发生猝死。如患者有晕厥时判断意识、大动脉搏动，做好急救并立即行心电图检查，观察是否有心律失常，并遵医嘱针对性用药。拉起两侧床栏杆，防止跌倒/坠床的发生。

(2) 栓塞的观察：心脏附壁血栓脱落则导致动脉栓塞，需观察患者有无偏瘫、失语、血尿、胸痛、咯血等表现，如有发生及时汇报并处理。

3. 环境介绍、健康评估、饮食护理、用药护理、心理护理 参见第一章第一节心血管疾病腔内微创治疗护理常规入院护理中相关内容。

【术前护理】

参见第一章第一节心血管疾病腔内微创治疗护理常规和第一章第二节心血管疾病外科手术治疗护理常规术前护理中相关内容。

【术后护理】

（一）介入手术

1. 体位与活动、饮食指导、伤口护理、用药护理　参见第一章第一节心血管疾病腔内微创治疗护理常规术后护理相关内容。

2. 病情观察

（1）生命体征观察：术后1～3天消融局部组织水肿，可出现一过性室性心律失常和房室传导阻滞，术后密切观察患者的生命体征情况，尤其是心率及心律，避免使用增快心率的药物，如出现异位心律（如房颤等），须积极治疗（如直流电复律）以恢复窦性心律。

（2）疼痛护理：及时、准确评估患者疼痛的部位、性质和持续时间，遵医嘱使用止痛药物，做好疼痛评估和用药后效果观察。

（3）临时起搏器的护理：予心电监护，起搏频率根据患者的实际情况进行调节。观察患者心率及心律情况、有无起搏信号心律，观察临时起搏器穿刺伤口有无渗血、渗液，并固定好临时起搏器，防止滑脱。观察临时起搏器的电池电量，防止低电压导致临时起搏器停止工作。

3. 并发症的观察及护理　参见第一章第一节心血管疾病腔内微创治疗护理常规术后护理相关内容。

（二）开放手术

1. 并发症的观察及护理

（1）猝死

1）原因：室速、室颤、三度房室传导阻滞等恶性心律失常随时可使心脏骤停，导致猝死。

2）临床表现：患者出现心悸、头晕、低血压、出汗等症状，严重者可出现晕厥，甚至猝死。

3）预防和护理：遵医嘱予心电监护，严密监测患者的生命体征，尤其是心率、心律、血压的变化。当出现二度Ⅱ型以上房室传导阻滞等心律失常时，应立即备好抢救物品和药品。如患者大动脉搏动和呼吸消失，立即行CPR，遵医嘱用药。

（2）室间隔穿孔

1）原因：术中切除的心肌组织过多。

2）临床表现：胸闷、胸痛、心力衰竭、心源性休克等症状。具体症状与穿孔的大小密切相关。

3）预防和护理：术后对患者进行严密的监测，包括心电图、血压、心率等指标，及时发现并处理；术后患者应保持充足的休息，避免过度劳累和情绪激动，以减少心脏负担。

2. 循环系统的监测、气道护理、消化系统的护理、泌尿系统的护理、神经系统的护理、导管护理、疼痛管理、血管活性药物的管理、出入液量的管理 参见第一章第二节心血管疾病外科手术治疗护理常规术后护理中相关内容。

【出院护理】

（一）介入手术

参见第一章第六节心律失常护理常规出院护理中相关内容。

（二）开放手术

1. 饮食指导 HCM患者应当均衡饮食，摄入不饱和脂肪酸，减少盐的摄入量，多选择植物类的食物。指导患者少食多餐，减少餐后的即刻活动，保持出入量基本平衡。不建议患者饮酒，防止流出道梗阻加重或隐匿梗阻的患者出现梗阻。

2. 活动指导 对于病情恶化和活动能力下降的患者，可通过增加肌力和耐力来提高日常生活能力和生活质量。如无心脏猝死（sudden cardiac death，SCD）风险因素，可以参加低强度的运动和娱乐活动。HCM基因型阳性但表型阴性的个体可以考虑参与所有运动，但应每年进行表型特征和风险分层评估。

3. 心理指导 应进行定期心理筛查和咨询，特别是对于得知疾病遗传而懊悔或者对基因型阳性但表型阴性感到焦虑的患者，应正视其疾病并配合心理治疗。

4. 其他指导 对于有HCM家族史的夫妇，应在孕前和产前进行生殖和遗传学咨询；产前遗传咨询有助于解释疾病遗传的风险，并指导后续的生育选择。通过讨论每种选择的益处和潜在风险，充分了解产前基因检测和胎儿筛查结果后做出最终决定。准父母需要了解他们的后代遗传HCM的可能，可以考虑自然受孕或其他方法来避免致病基因变异的遗传，其中包括产前诊断技术或胚胎着床前遗传学检测、配子捐赠（卵母细胞或精子）等。

5. 随访指导 化学消融术出院后1个月到门诊复查随访，如有不适随时就诊。对于大多数定期锻炼的HCM患者，建议每年进行一次随访；对于容易出现运动相关SCD的青少年和年轻人，应考虑每6个月进行一次随访；临床症状稳定的患者，建议每12～24个月进行一次12导联心电图和超声心动图检查。症状有变化时，应随时进行检查。

第十一节 感染性心内膜炎护理常规

感染性心内膜炎（infective endocarditis，IE）主要是由于患者感染真菌、病毒以及衣原体等原因，进而导致患者产生不同程度的心室壁内膜炎症。感染性心内膜炎根据疾病类型分为自体瓣膜心内膜炎、人工瓣膜心内膜炎和心脏植入设备相关性心内膜炎。根据病程分为急性和亚急性。

【入院护理】

1. 发热护理

(1) 体温监测：密切监测患者各项生命体征的变化，特别是体温的变化，做好记录，为后续治疗提供可靠的参考依据。

(2) 降温护理：高热患者卧床休息，保持病室的温度和湿度适宜。可采用冰袋或温水擦浴等物理降温措施，也可遵医嘱使用解热镇痛药物。出汗较多时可在衣服与皮肤之间垫以柔软毛巾，便于潮湿后及时更换，增加舒适感，并防止因频繁更衣而导致患者受凉。

(3) 血检验：监测血常规，必要时抽取血培养。对于未经治疗的亚急性患者，应在第1天每间隔1 h采血1次，共3次。已用过抗生素者，停药2～7 d后采血。急性患者应在入院后3 h内每隔1 h采血1次，共取3次血标本后按医嘱开始治疗。本病的菌血症为持续性，无须在体温升高时采血。每次采血10～20 mL同时做需氧和厌氧培养。

2. 用药护理　遵医嘱使用抗生素治疗，应现配现用，严格按时间用药，以确保维持有效的血药浓度。使用后观察药物疗效，可能产生的不良反应并及时报告医生。

3. 口腔护理　加强口腔护理，防止感染，嘱患者饭前饭后漱口，口腔护理2次/d。

4. 环境介绍、健康评估、饮食护理、心理护理　参见第一章第一节心血管疾病腔内微创治疗护理常规入院护理中相关内容。

【出院护理】

1. 饮食指导　鼓励患者进食低盐、低脂、高蛋白、高维生素、易消化的食物，如牛奶、鸡蛋、鱼类、豆制品等；多食可增加免疫功能的食物，如新鲜果蔬、香菇、蘑菇、木耳、银耳等；禁忌辛辣、刺激性食物，少吃油腻过重的食物。少量多餐，严格限制钠盐及水分的摄入量，注意水、电解质和酸碱平衡。

2. 用药指导　抗生素治疗应持续至少6周，静脉抗生素治疗2周后，可考虑改用口服抗生素继续治疗；对于真菌性IE患者，静脉抗真菌治疗至少6周后可改为口服药物长期治疗。

3. 运动指导　出院后1个月避免剧烈活动，3个月限量活动，半年后可恢复正常的工作和生活。

4. 行为指导　有心脏瓣膜病及先天性心脏病者应注意保持口腔及皮肤清洁卫生。勿挤压痤疮、疖、痈等感染灶，减少病原体入侵的机会。嘱患者平时注意防寒保暖，少去公共场所，避免接触呼吸道感染人群。及时治疗呼吸道、泌尿道及肠道感染。教会患者自我监测体温变化及有无栓塞征象。

5. 随访指导　密切随访至少1年，主要包括：监测体温，复查血常规、C反应蛋白、血培养、心电图、超声心动图检查，如有不适，及时就诊。

第十二节 心脏肿瘤护理常规

心脏肿瘤是指发生在心腔或心肌内的良性或恶性肿瘤。心脏原发性肿瘤和继发性肿瘤，除黏液瘤外均较少见。心脏黏液瘤是一种常见的心脏原发性肿瘤，在原发性心脏肿瘤中超过80%以上的都属于良性肿瘤，良性肿瘤的50%都属于心脏黏液瘤。心脏肿瘤发病率极低，其中恶性心脏肿瘤约占10%。

一、常见手术方式及适应证

心脏肿瘤完全切除术 适用于心脏转移性肿瘤为孤立性病变引起心室梗阻的患者；心脏转移性肿瘤伴有严重心包积液，引起心脏压塞时。

二、护理常规

【入院护理】

1. *病情观察* 护士经常询问患者的一般情况，观察四肢及末梢是否出现麻木，甚至无脉症，发现异常及时通知医生处理，降低患者猝死的可能性。

2. *活动指导* 严格限制活动，注意卧床休息，减少活动量，应采取平卧位或右侧卧位，防止肿瘤随体位改变堵塞二尖瓣瓣口或脱落阻塞血管及血栓形成。

3. *心、肺功能监测* 严密观察心律和心率，有无咳嗽、咳痰及 SpO_2 的变化。

4. *血流动力学监测* 密切观察有无心力衰竭症状，发现血压下降，神志不清，应考虑有瘤体阻塞房室瓣瓣口可能，应立即将患者置头低足高位，或将患者倒立，尽快解除阻塞情况，紧急情况下立即通知医生床旁开胸。

5. *环境介绍、健康评估、饮食护理、排泄护理、心理护理* 参见第一章第一节心血管疾病腔内微创治疗护理常规入院护理中相关内容。

【术前护理】

参见第一章第二节心血管疾病外科手术治疗护理常规术前护理中相关内容。

【术后护理】

1. *血管栓塞的观察及护理*

(1) 脑动脉栓塞：患者在麻醉清醒前，每小时检查瞳孔大小、对光反射、血管搏动等体征，清醒后同时注意四肢活动能力、有无活动后呼吸困难、头及特殊部位疼痛等。

(2) 四肢动脉栓塞：观察患者双下肢情况，如有无酸胀、乏力、肿胀、双下肢不对称、皮肤颜色、温度改变等。床上活动时避免突然坐起，并注意不要过度屈曲下肢，严禁挤压、按摩患肢，防止血栓脱落。

(3) 肾动脉栓塞：出现腹痛，伴有恶心、呕吐等表现，呕吐物一般为胃内容物，不含胆汁，立即汇报医生进一步检查，做好病情观察。

(4) 肠系膜动脉栓塞：出现剧烈腹痛，合并恶心、呕吐、腹泻等表现，汇报医生，协助做好腹部检查，及时动态观察病情变化。

(5) 肺循环栓塞：出现呼吸困难、SpO_2 降低、心率加快、发绀、胸痛或晕厥、意识不清等表现，应绝对卧床休息，抬高床头，吸氧，配合医生紧急处理。

2. 循环系统的监测、气道护理、消化系统的护理、泌尿系统的护理、神经系统的护理、导管护理、疼痛管理、血管活性药物的管理、出入液量的管理　参见第一章第二节心血管疾病外科手术治疗护理常规术后护理中相关内容。

【出院护理】

1. 健康指导

(1) 预防感染：注意防寒保暖，避免感冒，保持口腔皮肤清洁，少去公共场所，减少病原体入侵的机会。

(2) 生活指导：禁烟酒，适当运动，避免劳累。

(3) 伤口指导：伤口为正中切口者，为促进伤口愈合，3 个月内建议平卧位或半卧位休息。1 个月内禁止盆浴，以免伤口未愈合引起感染。局部有红、肿、痛应及时就医。

2. 饮食指导　给予高蛋白、高维生素、低糖、低脂、易消化的饮食，推荐鱼、虾、鸡、鸽子、深色蔬菜(菠菜、油菜、西兰花等)等，少吃肥肉、动物内脏及辛辣、刺激性食物，多食用新鲜蔬菜和水果。

3. 活动指导　根据患者病情适时增加活动量，循序渐进地提高活动耐力，尽量选择散步和慢走等有氧运动，避免上肢做扩胸运动(如俯卧撑、仰卧起坐)及提拉重物。注意休息，在病情许可的情况下可适当活动，鼓励患者尽可能生活自理，并说服患者家属给予理解和支持，教会患者保存体力和减少耗氧的办法。在运动过程中，如果出现头晕、出冷汗和胸闷等不适表现，应该停止运动，立即呼叫家人，以免出现意外。

4. 用药指导　告知患者用药目的、注意事项、药物剂量、服用时间及坚持服药的重要性。指导服用抗心律失常药物的患者掌握自测心率的方法。可佩戴智能手环、手表等装置持续监测心率，以便患者正确观察。用药期间(如控制心率作用：地高辛片、酒石酸美托洛尔片，降压作用：沙库巴曲缬沙坦钠片)，若出现心悸、呼吸困难、体重突然增加、尿量减少等情况应及时就诊。

5. 随访指导　根据病理结果，指导患者进行支持疗法、化疗或放疗等综合治疗，如有不适随时就诊。

第二章　大血管、周围血管疾病护理常规

第一节　大血管、周围血管疾病腔内微创治疗护理常规

血管腔内治疗是指在影像设备的协助下，利用特殊的微创器械经皮或经过小的切口进入血管内，从而对血管疾病进行诊断和治疗的特殊技术。血管外科常见腔内手术包括动脉瘤(夹层)腔内隔绝术、下腔静脉滤器置入术、动/静脉支架植入术、经导管溶栓术等。

【入院护理】

1. 饮食护理　结合患者基础疾病，给予相应饮食，同时注重营养平衡、饮食结构多样化。如患者合并高血压，给予低盐饮食，建议患者多进食新鲜蔬菜和水果，避免高钠、高脂、辛辣、刺激的食物；如患者合并糖尿病，给予糖尿病饮食，规律进餐，合理加餐。

2. 用药护理　根据患者病情遵医嘱给药，并观察用药效果及不良反应。如患者使用扩血管药物，注意评估患者血压、心率变化，必要时严格控制给药速度。如患者使用降压药物，密切监测血压变化，根据患者病情及血压波动情况及时调整用药剂量。如患者使用抗凝药物，密切观察患者神志情况，及时评估患者有无皮肤黏膜、消化系统、泌尿系统等出血表现。用药期间一旦发生不良反应，立即告知医生，给予对症处理。

3. 病情观察

(1) 疼痛护理：及时、准确评估患者疼痛的部位、程度、性质及持续时间，遵医嘱使用镇痛药物并注意评估镇痛效果，给予患者心理护理。同时，加强安全防护，防止患者因疼痛导致步态不稳发生跌倒。

(2) 血糖监测：对于糖尿病患者，遵医嘱监测血糖波动情况，必要时使用药物使空腹血糖控制在 8 mmol/L 以下，餐后 2 h 血糖控制在 10 mmol/L 以下。

(3) 血压控制：对于高血压患者，血压控制目标＜150/90 mmHg(患者年龄≥60 岁)或＜140/90 mmHg(患者年龄＜60 岁)；合并糖尿病和慢性肾病的患者，血压控制目标＜140/90 mmHg，或根据患者病情遵医嘱控制在合理范围。如有异常，及时汇报医生，遵医嘱给予相应处理。

(4) 血管通畅度评估：根据患者病情评估肢体血液循环情况，包括触摸动脉搏动，评估肢体温度、颜色、肢体活动和感觉等。另外，下肢肿胀患者需测量双下肢周径，即髌骨中点向上 15 cm 和髌骨中点向下 10 cm 处周径，以便动态评估病情变化。

4. 心理护理　及时评估患者的心理状态，根据患者的心理状态情况给予适宜的心理

护理。

5. 环境介绍、健康评估　参见第一章第一节心血管疾病腔内微创治疗护理常规入院护理中相关内容。

【术前护理】

1. 心理护理　根据患者和家属的文化程度及需求，向其简要介绍手术的目的、方式及注意事项等。对于情绪紧张者，术前一晚遵医嘱给予安眠药物，以保证患者良好的睡眠。同时，鼓励患者树立信心、积极配合治疗。

2. 皮肤准备　术前 1 天指导或协助患者清洗手术部位(手术部位存在外伤时除外)。接手术前，由责任护士或管床医生确保对患者手术部位相应的区域以剪除毛发的方式去除毛发。如进行股静脉/股动脉穿刺手术，皮肤准备范围包括会阴部、双侧腹股沟及大腿上 1/3。

3. 胃肠道准备

(1) 局麻：指导患者饮食宜清淡、易消化、低盐、低脂、低胆固醇，多进食蔬菜、水果、杂粮等含粗纤维的食物，尽量避免辛辣、刺激的食物。

(2) 全麻：患者病情允许情况下，指导患者术前 1 天晚餐进食清淡、易消化的食物，遵医嘱禁食，必要时予以灌肠等。合并高血压的患者，术晨常规服用降压药物；合并糖尿病的患者，根据术晨血糖情况遵医嘱决定是否使用降糖药物；如术晨等待手术时间过长，可遵医嘱给予患者适量补液。

4. 病情观察

(1) 生命体征观察：密切关注患者血压、心率等生命体征变化，如有异常，及时汇报医生。

(2) 肾功能评估：注意监测患者血肌酐、尿素等指标。

(3) 血管通畅度评估：根据患者病情评估肢体血液循环情况，包括动脉搏动情况、皮肤温度、颜色、肢体感觉和活动度等。

5. 过敏史评估　评估患者有无对比剂过敏史。

6. 行为指导　术前 1 天指导患者床上排便，教会患者深呼吸的方法。嘱患者术前取下眼镜、活动义齿、手表、首饰等交由家属妥善保管，并脱去内衣、裤，更换清洁病号服。

【术后护理】

1. 体位与活动　经静脉穿刺的患者，术后伤口侧肢体保持伸直位 6～12 h；经动脉穿刺或切开的患者，术后伤口侧肢体保持伸直位 12～24 h；伤口使用血管封堵器或缝合器封闭的患者，术后伤口侧肢体保持伸直制动 6 h，或根据患者的病情和医嘱执行。动/静脉置管溶栓的患者，术肢制动时间需延长至拔管后 6～12 h 或根据患者伤口实际情况遵医嘱实施，如行健侧穿刺“翻山”置管，则双下肢均需伸直制动。肢体制动期间，需鼓励患者行踝泵运动，根据病情和医嘱协助患者穿着抗血栓袜(有禁忌证除外)，以促进下肢静脉血液回流，预防术后 VTE 的发生；协助和指导患者行轴线翻身；消瘦患者视情况给予气垫床减压。

2. 病情观察

（1）生命体征观察：术后视患者病情予以心电监护，密切监测患者血压、心率等生命体征变化，观察患者意识和肢体活动情况。

（2）疼痛护理：参见本节入院护理中疼痛护理相关内容。

（3）血管通畅度评估：评估患者术肢和（或）患肢血液循环情况，包括动脉搏动情况、皮肤温度、颜色、肢体感觉和活动度等，并与术前对比。

3. 伤口护理　予沙袋或压迫器压迫患者穿刺侧或切开处肢体伤口，观察伤口局部有无渗血、渗液、皮下血肿，伤口污染应及时通知医生换药。

4. 饮食护理　根据患者麻醉方式、手术种类及病情而定。通常意识清醒且一般情况好的患者，术后 6 h 后可少量饮水，次日晨可半流质饮食，逐渐过渡到普食或专病饮食。

5. 用药护理　参见本节入院护理中用药护理相关内容。

6. 常见并发症的观察及护理

（1）出血

1）原因：围术期使用抗凝、溶栓等药物；患者较早活动；术后伤口压迫止血不到位等。

2）临床表现：伤口敷料外观可见渗血、渗液表现，或伤口周围出现青紫、皮下硬结。早期患者常无不适主诉，后期伤口周围可能会出现胀痛，严重者有血压下降、心悸、出冷汗等表现。

3）预防和护理：密切观察患者伤口有无渗血、渗液，伤口周围有无皮下瘀血以及硬结出现，并做好相应的标记，每班记录变化。及时评估穿刺侧/切开侧肢体皮温、颜色、足背动脉搏动情况。嘱患者严格按要求限制肢体活动、且不能过早下床。嘱患者勿用力咳嗽和打喷嚏，避免腹内压增高而增加伤口出血风险。护士需及时询问患者有无腹胀、腹痛等不适主诉。

（2）肾功能不全

1）原因：术中对比剂的使用；吸栓患者术中红细胞被破坏造成肾小管堵塞；覆膜支架位置不当引起肾动脉开口处部分或完全被封闭等。

2）临床表现：患者可出现少尿、血红蛋白尿甚至无尿等表现，伴肾功能指标异常。

3）预防和护理：术后注意观察患者尿液的颜色、性质和量等情况，警惕肾功能不全的发生。在无禁忌证的情况下，围术期遵医嘱给予充分水化治疗，鼓励患者每日饮水≥1 500 mL 或遵医嘱静脉补液，以加快对比剂的排出。

（3）栓塞和血栓形成

1）原因：术中抗凝药使用量不足或穿刺、切开等手术操作刺激血管内膜；术后局部加压过紧、时间过长等引起下肢静脉血液回流障碍。

2）临床表现：动脉缺血主要表现为肢体颜色苍白、皮温发凉或肢体感觉异常；静脉血液回流受阻主要表现为肢体肿胀、皮温较健侧高，甚至出现水疱。

3）预防和护理：评估局部伤口处加压包扎松紧度是否合适，避免包扎过紧影响肢体血液循环。定时评估患者肢体疼痛、动脉搏动、皮温和色泽，检查有无下肢肿胀，询问患者有无下肢麻木等异常。指导患者双下肢行踝泵运动，促进下肢静脉血液回流。

（4）穿刺点感染

1）原因：患者本身抵抗力低下、术中消毒不规范、伤口渗血和（或）渗液未及时处理、抗菌药使用量不足等。

2）临床表现：伤口红、肿、热、痛，严重时有脓液渗出，可伴有体温升高。

3）预防和护理：监测患者的体温和血常规、血培养结果，注意观察患者伤口有无渗血、渗液，判断有无局部感染征象，关注其有无畏寒、发热等全身感染的征象，如发现有渗血、渗液等异常立即汇报医生进行处理。

7. *生活护理*　做好患者基础护理，如擦浴护理、口腔护理、会阴护理等，提高患者舒适度。

第二节　大血管、周围血管疾病外科手术治疗护理常规

传统的血管外科技术是腔内血管外科技术的基础。血管外科各种疾病常见开放手术包括：动脉旁路转流术、动脉内膜剥脱术、动脉瘤切除术、下肢截肢术、大隐静脉高位结扎术、曲张静脉抽剥术、血管畸形切除术等。

【入院护理】

参见第二章第一节大血管、周围血管疾病腔内微创治疗护理常规入院护理中相关内容。

【术前护理】

1. *心理护理、皮肤准备*　参见第二章第一节大血管、周围血管疾病腔内微创治疗护理常规术前护理中相关内容。

2. *胃肠道准备*　对于术前正常饮食患者，指导患者术前1天晚餐进食清淡、易消化的食物，遵医嘱禁食，必要时予以灌肠等方式进行肠道准备。指导糖尿病患者根据术晨血糖情况遵医嘱决定是否使用降糖药物；高血压患者术晨常规服用降压药物；如术前等待手术时间过长，可遵医嘱适量补液。

3. *抗生素过敏试验、血型鉴定及备血*　部分患者术前遵医嘱行抗生素过敏试验，以备术中或术后使用。并根据手术种类及手术的要求，遵医嘱进行血型鉴定及备血。

4. 病情观察

(1) 生命体征观察：关注患者血压、心率等生命体征变化，如有异常，及时汇报医生。

(2) 重要脏器功能评估：遵医嘱评估患者脑、心、肺、肾等重要脏器功能状况，以便与术后做对比。

(3) 营养状态评估：加强患者营养评估，如有异常应及时汇报医生。若患者合并低蛋白血症、贫血等，术前遵医嘱予以纠正，以提高其手术耐受程度。若患者择期手术，指导其进食高蛋白、营养丰富的食物，必要时遵医嘱输注血制品和(或)补充人血白蛋白等治疗。

5. 行为指导　术前 1 天指导患者床上排便，教会患者深呼吸的方法。嘱患者术前取下眼镜、活动义齿、手表、发卡、首饰等交由家属妥善保管，并脱去内衣、裤，更换清洁病号服。

【术后护理】

1. 体位与活动　腰麻患者术后 6 h 内取去枕平卧位。为预防压力性损伤和坠积性肺炎的发生，患者病情允许的情况下，协助患者翻身及早期床上活动。指导患者行踝泵运动，协助患者穿着梯度压力袜，以预防 VTE 的发生。

2. 病情观察

(1) 生命体征观察：术后遵医嘱给予患者心电监测，监测患者心率、血压、呼吸等生命体征，并持续低流量吸氧，注意评估患者意识状态及肢体活动情况等。

(2) 呼吸道护理：保持患者呼吸道通畅，教会患者有效咳痰方法，必要时协助患者翻身叩背以促进排痰，遵医嘱给予雾化吸入治疗，无禁忌证的患者指导其取半卧位。

(3) 尿量观察：术后密切监测患者尿液的颜色、性质和量，必要时记录 24 h 出入量。遵医嘱合理安排补液量及速度。

(4) 疼痛护理：参见第二章第一节大血管、周围血管疾病腔内微创治疗护理常规入院护理中相关内容。

3. 伤口护理　观察患者伤口有无出血及感染征象，查看敷料有无渗血、渗液或脱落。若伤口出血，应立即通知医生及时处理。腹部切口患者可应用腹带，以减轻切口张力，有利于保护伤口及减少术后伤口疼痛。对于烦躁、不配合患者，在家属知情同意的情况下遵医嘱予以肢体约束，防止患者躁动引起伤口出血。约束期间，密切观察患者约束侧肢体末梢血运情况。

4. 管道护理　对于留置伤口引流管的患者，应妥善固定(双固定)导管，保持管道通畅，防止打折、扭曲或堵塞。更换负压引流袋或负压引流球时严格遵循无菌原则。密切观察引流液的颜色、性质和量，及时倾倒并准确记录引流量，若短时间内引流出大量鲜红色引流液，应警惕术后大出血的发生。

5. 饮食护理　腰麻、硬膜外麻醉或全麻术后意识清醒且一般情况好的患者，术后 6 h 后可遵医嘱少量饮水，逐渐过渡到半流质饮食或普食。腹部开放手术患者术后禁食，必要时予胃肠减压，待肛门排气、肠蠕动恢复后，遵医嘱由流质饮食逐渐过渡到半流质饮食、普食或专病饮食。

6. *用药护理*　参见第二章第一节大血管、周围血管疾病腔内微创治疗护理常规入院护理中相关内容。

7. *常见并发症的观察及护理*

(1) 出血

1) 原因：术中血管缝合不良；围术期抗凝药物使用；术后过早活动等。

2) 临床表现：伤口敷料外观有渗血、渗液，伤口引流管短时间内引流出大量鲜红色血性液体，患者出现心率增快、血压下降等情况。

3) 预防和护理：术后严密观察患者血压、心率等生命体征情况。每班评估患者伤口情况及伤口引流液的颜色、性质和量。患者若出现面色苍白、心率增快、烦躁不安、四肢湿冷、尿量减少等情况，应立即汇报医生处理，警惕失血性休克的发生。

(2) 感染

1) 原因：外源性人工血管的植入；患者自身抵抗力降低；长期卧床等。

2) 临床表现：伤口周围红、肿、热、痛，伤口愈合不良。患者出现体温升高，伤口引流液颜色、气味异常。

3) 预防和护理：遵医嘱术前预防性应用抗生素，围术期应注意无菌操作。观察伤口情况，有污染时及时通知医生换药；做好各种导管护理，注意监测患者体温变化；加强呼吸道管理，鼓励患者有效咳嗽、咳痰，协助翻身叩背，痰液较多的患者遵医嘱雾化吸入治疗，预防肺部感染的发生。

(3) 血栓形成

1) 原因：患者术后卧床时间较长，活动减少；体液不足等。

2) 临床表现：患者出现下肢肿胀、疼痛等。

3) 预防和护理：鼓励患者早期进行踝泵运动等功能锻炼，根据患者血栓风险评分和出血风险评分，正确落实预防措施。

8. *生活护理*　做好患者基础护理，如擦浴护理、口腔护理、会阴护理等，提高患者舒适度。

第三节　下肢浅静脉曲张护理常规

下肢浅静脉曲张(varicose veins of lower limb)是指下肢浅静脉系统(包括大隐静脉、小隐静脉及其分支)处于伸长、蜿蜒曲张的状态，主要表现为早期下肢酸胀不适，逐渐出现下肢浅静脉迂曲成团、皮肤瘙痒、色素沉着甚至溃疡、出血及血栓性浅静脉炎等。

一、常见手术方式及适应证

（一）腔内手术

1. 硬化剂注射术 适用于：① 直径＜0.6 cm 的属支曲张静脉；② 小腿曲张静脉；③ 大隐静脉剥脱术或激光治疗术后复发网状静脉、蜘蛛状静脉等局部静脉扩张；④ 周围静脉曲张性溃疡。

2. 热闭合微创手术 包括激光、射频、电凝治疗术等。上述手术均是将不同的能量转换成热能，利用热能对病变血管的热损伤达到替代手术的效果。适用于：① 早期轻、中度下肢静脉曲张；② 下肢浅静脉和交通支瓣膜关闭不全；③ 浅静脉反流。

（二）开放手术

1. 大隐静脉高位结扎＋曲张静脉剥脱术 适用于下肢浅静脉和交通支瓣膜关闭不全，深静脉通畅伴轻、中度反流至深静脉者。

2. 交通静脉结扎术 适用于：① 交通静脉功能不全；② 全身状况良好，排除下肢动脉缺血，能够耐受手术的患者。

3. 曲张静脉旋切术（TriVex 手术） 适用于深静脉通畅但存在较大面积曲张静脉团的患者。

二、护理常规

【入院护理】

1. 饮食护理 给予患者低脂肪、高纤维素、易消化饮食，无禁忌证情况下，鼓励患者多饮水、多食新鲜蔬菜和水果，保持大便通畅。

2. 体位护理 指导患者间歇进行踝泵运动，卧床休息时抬高患肢，高于心脏水平 20～30 cm，以促进下肢静脉血液回流。避免久站久坐、跷二郎腿等。

3. 压力治疗护理

（1）梯度压力袜的使用

1）压力选择：根据患者病情需要选择压力二级或二级以上的 GCS。

2）长度选择：结合患者病情等因素，遵医嘱选择大腿型或膝下型 GCS。

3）测量部位：膝下型 GCS 应测量脚踝最小周径、小腿最大周径，大腿型 GCS 增加测量腹股沟中央部位垂直向下 5 cm 处对应腿部周径。对于下肢长度和腿部周径不在常规尺寸范围内的患者，应采用弹力绷带代替或联系厂家订制 GCS。

4）穿着时机：最佳时间为久站久坐前或者晨起活动前，长时间平卧前可脱去。

5）清洗要求：建议用中性洗涤剂于温水中手洗。

6）穿着期间注意事项：指导患者或照顾者正确掌握 GCS 穿脱方法。穿着期间，保持 GCS 表面平整，定期检查有无下滑等情况出现。每日至少 1 次检查下肢足跟、踝部及袜口处等皮肤情况，避免出现皮肤破损、溃疡。如果患者对 GCS 防滑硅胶区域过敏，指导其将防滑硅胶区域向外翻折或将 GCS 反穿，以避免与腿部皮肤直接接触。每班观察患者双下肢皮肤颜色、温度及足背动脉搏动情况。若患者下肢皮肤出现压红、疼痛、水疱等表现，应及时协助患者脱下 GCS 检查皮肤并汇报医生，根据患者具体情况遵医嘱决定是否继续穿着。

(2) 弹力绷带的使用：对合并下肢静脉性溃疡的患者，可使用弹力绷带进行压力治疗。弹力绷带包扎完成后，应询问患者松紧度是否适宜，定期评估下肢皮肤颜色、温度及足背动脉搏动情况，避免弹力绷带加压过紧影响下肢动脉血液循环，告知患者勿随意拆除，并定期评估治疗效果。

4. 创面护理　对合并下肢静脉性溃疡的患者，应保持下肢皮肤清洁，注意无菌操作，防止创面感染。做好局部伤口的评估，包括伤口的部位、面积、深度、伤口边缘、渗液量、气味、伤口周围的皮肤情况(是否有质硬、干燥、脱屑、瘙痒、色素沉着及水肿)以及皮温是否正常，有无其他伴随表现等，根据创面的情况选择合适的敷料，换药后可使用弹力绷带行压力治疗。

5. 环境介绍、健康评估、用药护理、心理护理　参见第二章第一节大血管、周围血管疾病腔内微创治疗护理常规入院护理中相关内容。

【术前护理】

(一) 腔内手术

1. 皮肤准备　协助患者清洁下肢皮肤，以便进行手术标识。进行手术标识前嘱患者取站立位至少 3～5 min，标识后嘱患者勿用力冲洗标记后的皮肤。

2. 过敏史评估　如行硬化剂注射术，术前评估患者有无硬化剂过敏史。

3. 生命体征观察　关注患者血压、心率等生命体征的变化。

4. 心理护理、胃肠道准备、行为指导　参见第二章第一节大血管、周围血管疾病腔内微创治疗护理常规术前护理中相关内容。

(二) 开放手术

1. 心理护理、皮肤准备、行为指导　参见第二章第一节大血管、周围血管疾病腔内微创治疗护理常规术前护理中相关内容。

2. 胃肠道准备　参见第二章第二节大血管、周围血管疾病外科手术治疗护理常规术前护理相关内容。

【术后护理】

(一) 腔内手术

1. 饮食护理　腔内手术患者一般采用局麻，术后给予清淡、易消化饮食。

2. 体位与活动　根据患者病情指导患者下床活动，并观察患者有无胸闷、呼吸急促等不适。

3. 患肢护理　评估患肢的皮肤温度、颜色、足背动脉搏动情况，有无感觉异常、肢体肿胀或疼痛等表现，局部伤口有无渗血、渗液。

4. 压力治疗护理　指导患者穿着GCS或使用弹力绷带，具体内容参见本节入院护理中压力治疗护理相关内容。

5. 生命体征观察　术后密切监测患者血压、心率、呼吸、体温等生命体征情况，观察患者肢体活动和意识，视病情予以心电监护。

6. 用药护理　参见第二章第一节大血管、周围血管疾病腔内微创治疗护理常规入院护理中相关内容。

7. 常见并发症的观察及护理

(1) 过敏反应

1) 原因：术中泡沫硬化剂的使用。

2) 临床表现：可在泡沫硬化剂注射后30 min内出现注射部位皮疹、瘙痒，严重者可发生过敏性休克。

3) 预防和护理：在术前详细询问患者过敏史，注射过程中严密观察患者局部及全身变化，倾听患者主诉，一旦出现过敏反应，立刻停止用药。对于已经发生可疑过敏的患者，应及时汇报医生，密切观察病情变化，同时安慰患者，消除其恐惧情绪。若患者出现过敏性休克，应及时配合医生进行抢救。

(2) 皮肤感觉异常

1) 原因：射频、激光、电凝治疗过程中所产生的热传导可能损伤与静脉伴行的神经。

2) 临床表现：局部皮肤感觉异常。

3) 预防和护理：术前向患者做好解释工作，此症状多为自限性，常在术后1年内逐渐消失。若症状加重或有不适感出现，及时就诊复查。

(3) 皮肤灼伤

1) 原因：激光治疗时，光纤末端发射能量产生的热效可能会对接触的皮肤造成损伤。

2) 临床表现：局部皮肤烧伤、破损，常伴有疼痛。

3) 预防和护理：手术过程中密切观察患者局部皮肤状态，若出现皮肤灼伤，予以清创换药，并根据创面情况选择合适的敷料。

8. 生活护理　做好患者基础护理，如擦浴护理、口腔护理、会阴护理等，提高患者舒适度。

(二) 开放手术

1. 饮食护理　全麻、腰麻及硬膜外麻醉术后应禁食、水，6 h后可逐渐进食。宜给予患者粗纤维、低脂饮食。

2. 体位与活动　手术当天应卧床休息，鼓励患者行踝泵运动，抬高患肢高于心脏水平20～30 cm，以促进静脉血液回流。行单侧下肢手术的患者，术后第一天可根据患者自身情况，在护士或家属的协助下下床活动；行双侧下肢手术的患者，根据情况适当延长卧床时间，下床活动时注意安全防护，避免跌倒。

3. 病情观察

(1) 疼痛护理：参见第二章第一节大血管、周围血管疾病腔内微创治疗护理常规入院护理中相关内容。

(2) 生命体征观察：关注患者血压、心率等生命体征的变化。

4. 压力治疗护理　指导患者穿着 GCS 或使用弹力绷带进行压力治疗，具体内容参见本节入院护理中压力治疗护理相关内容。

5. 患肢护理　观察 GCS 或弹力绷带表面有无渗血、渗液，评估患肢皮肤温度、颜色、足背动脉搏动情况，以及有无感觉变化或肿胀、疼痛等。若患者疼痛明显，及时汇报医生，必要时术后 6 h 后可协助医生适当松解下肢弹力绷带或脱下 GCS。

6. 常见并发症的观察及护理

(1) 瘀斑和血肿

1) 原因：抗凝药物使用不规范；术中血管结扎不良；患者术后活动依从性低；患者凝血功能不全或障碍等。

2) 临床表现：手术穿刺点周围皮肤出现瘀斑或血肿，伴疼痛。

3) 预防和护理：正确评估有无出血风险，密切观察患者手术穿刺点周围皮肤情况，对范围较小的瘀斑和皮下血肿可遵医嘱应用药物或局部加压包扎促进血肿吸收。当瘀斑或血肿进行性增大时，注意标记范围，必要时遵医嘱完善术前准备，行手术探查、血肿清除等。

(2) 下肢深静脉血栓形成(deep venous thrombosis, DVT)

1) 原因：手术操作损伤深静脉；术后患者长期卧床、活动减少等。

2) 临床表现：下肢疼痛、肿胀、皮温增高、腓肠肌压痛等。

3) 预防和护理：评估患者血栓风险，并实施相应的预防措施。围术期嘱患者多饮水，以降低血液黏稠度；指导患者行踝泵运动。术后视患者自身情况，指导患者下床活动，避免久站或久坐；观察患肢皮温、皮肤颜色，有无肢体肿胀，评估患肢末梢血液循环情况，注意倾听患者有无肢体疼痛、麻木等主诉，发现异常及时汇报医生。若患者出现 DVT 相关表现，可行下肢超声检查确诊，遵医嘱予以抗凝、溶栓等治疗。

(3) 皮下硬结

1) 原因：TriVex 手术过程中，患肢皮下常残存部分静脉碎片或血肿机化，难以及时吸收导致皮下硬结。

2) 临床表现：患肢局部皮下有硬结。

3) 预防和护理：术中密切观察患者患肢情况，减少皮下硬结发生的可能。告知患者一般此表现可慢慢自愈，做好患者心理护理，缓解焦虑情绪。

7. 生活护理　做好患者基础护理，如擦浴护理、口腔护理、会阴护理等，提高患者舒适度。

【出院护理】

1. 行为指导　指导患者卧床时可抬高患肢，高于心脏水平 20～30 cm。平时应避免久站久坐而增加静脉曲张复发的风险。

2. 饮食指导　患者宜进食高维生素、易消化食物，多食新鲜蔬菜和水果，多饮水。忌辛辣、刺激性食物。

3. 用药指导　遵医嘱用药，以促进静脉血液回流，减轻肢体肿胀。

4. 压力治疗护理　出院后需遵医嘱坚持穿着GCS。具体内容参见本节入院护理中压力治疗护理相关内容。

5. 随访指导　告知患者定期门诊随访，如出现下肢肿胀、胸闷等不适，及时就诊。

第四节　下肢深静脉血栓形成护理常规

下肢深静脉血栓形成是指血液在下肢深静脉内不正常凝结引起的静脉回流障碍性疾病。患者可出现肢体肿胀、疼痛等临床表现，血栓一旦脱落可引起肺动脉栓塞(pulmonary embolism，PE)，导致患者呼吸困难，严重者可出现休克甚至死亡。

一、常见手术方式及适应证

(一) 腔内手术

1. 下腔静脉滤器置入术　适用于：① 髂、股静脉或下腔静脉内有漂浮血栓；② 急性DVT，拟行经导管溶栓治疗(catheter-directed thrombolysis，CDT)、经皮机械性血栓清除术(percutaneous mechanical thrombectomy，PMT)或手术取栓等血栓清除术；③ 行腹部、盆腔或下肢手术具有急性 DVT、PE 高危因素的患者。

2. 经导管溶栓治疗　适用于：① 急性期 DVT；② 亚急性期 DVT；③ DVT 慢性期或后遗症期急性发作。

3. 经皮机械性血栓清除术　适用于：① 急性髂-股或全肢型 DVT；② 亚急性髂-股或全肢型 DVT；③ 慢性 DVT 急性发作。

4. 经皮腔内血管成形术(percutaneous transluminal angioplasty，PTA)和(或)支架植入术　适用于：① 不伴有急性血栓的髂股静脉重度受压(Cockett 综合征或 May-Thurner 综合征)；② 经导管溶栓、血栓清除术后遗留的髂静脉重度狭窄和闭塞；③ 股静脉形态、血流正常时的股总静脉重度狭窄；④ 慢性期短段股静脉重度狭窄(推荐行单纯性 PTA)。

（二）开放手术

切开取栓术　对于发病 7 天以内的中央型或混合型 DVT 患者，全身情况良好，无重要脏器功能障碍，可行切开取栓术。

二、护理常规

【入院护理】

1. 体位护理　发病 14 天以内的急性期患者应卧床休息，抬高患肢，高于心脏水平 20～30 cm，排便需在床上进行；禁止对患肢进行热敷或按摩，以免引起血栓脱落和皮肤损害的风险。发病超过 14 天的慢性期患者，可根据病情遵医嘱适当活动。同时，遵医嘱穿着 GCS 或使用弹力绷带，以促进静脉血液回流。GCS 和弹力绷带使用的护理参见第二章第三节下肢浅静脉曲张护理常规入院护理中相关内容。

2. 饮食及排便护理　给予患者低脂肪、高纤维素、易消化饮食，多食新鲜水果和蔬菜，减少蛋黄、肥肉、动物内脏等食物摄入。在无禁忌证的情况下，鼓励患者多饮水。严格戒烟，保持大便通畅，避免腹压增高而影响下肢静脉血液回流。

3. 病情观察

（1）患肢护理：及时评估患肢皮肤颜色、温度、疼痛（包括部位、性质、程度及持续时间）、感觉、足背动脉搏动情况，必要时遵医嘱给予镇痛药物，并评估镇痛效果。测量患者双下肢周径，测量部位可选择膝关节髌骨中点向上 15 cm 和向下 10 cm 处。如有患肢肿胀，可将足跟、踝关节骨隆突处予软枕适当抬高，注意肿胀皮肤的保护，避免出现压力性损伤。

（2）PE 的预防和观察：密切监测患者生命体征，观察患者有无呼吸困难、胸痛等表现，警惕 PE 的发生。一旦出现呼吸困难、胸痛等表现，应立即通知医生，遵医嘱予心电监护、高浓度吸氧等措施。如确诊为 PE，配合医生予抗凝、溶栓等治疗，其间注意观察有无出血的表现。如患者出现出血、呼吸困难、胸痛等表现，协助医生积极配合抢救并完善术前准备。

（3）疼痛护理：参见第二章第一节大血管、周围血管疾病腔内微创治疗护理常规入院护理中相关内容。

4. 用药护理　在患者抗凝、溶栓、祛聚药物治疗期间，应严密监测凝血指标，观察患者有无牙龈、皮肤黏膜、大小便等出血倾向。如服用利伐沙班，应注意 10 mg 剂型的利伐沙班因有较高的生物利用度（≥80%），患者空腹或随餐服用均可；15 mg 和 20 mg 剂型的利伐沙班需要与食物同服，延缓药物在胃内排空的时间，以达到较高的生物利用度，更好的发挥抗凝作用。如服用华法林，遵医嘱定期监测 INR，以便医生调整药物剂量将 INR 稳定在 2～3。若在患肢足背静脉注射溶栓药物，需使用静脉留置针建立静脉通道，予微量注射泵等仪器精确给药，于穿刺点上约 10 cm 部位使用止血带间断加压，注意评估末梢血运情况，避免末梢缺血的发生。

5. 环境介绍、健康评估、心理护理　参见第二章第一节大血管、周围血管疾病腔内微创治疗护理常规入院护理中相关内容。

【术前护理】

（一）腔内手术

参见第二章第一节大血管、周围血管疾病腔内微创治疗护理常规术前护理中相关内容。

（二）开放手术

参见第二章第二节大血管、周围血管疾病外科手术治疗护理常规术前护理中相关内容。

【术后护理】

（一）腔内手术

- **下腔静脉滤器置入术、经皮机械性血栓清除术、经皮腔内血管成形术和（或）支架植入术**

1. 体位与活动　如行下肢静脉穿刺，应保持穿刺侧肢体伸直位 6～12 h，卧床 12～24 h。患者病情允许情况下，卧床休息时抬高患肢，高于心脏水平 20～30 cm。协助患者轴线翻身，指导患者行踝泵运动。部分经颈静脉穿刺的患者适当限制头颈部活动，以防穿刺点出血。

2. 病情观察　参见本节入院护理中相关内容。

3. 用药护理　使用抗凝药物治疗期间，注意观察患者伤口、皮肤黏膜、泌尿系统、神经系统、消化系统等有无出血表现。遵医嘱定期评估凝血指标。

4. 饮食护理　腔内手术患者一般采用局麻，术后可正常进食，宜进清淡、易消化饮食。

5. 压力治疗护理

（1）GCS 和弹力绷带的使用护理：参见第二章第三节下肢浅静脉曲张护理常规入院护理中压力治疗护理相关内容。

（2）间歇充气加压治疗的护理：严格把握适应证和禁忌证，如血栓未完全清除，不可使用。遵医嘱使用 IPC 期间，一般调整压力为 35～40 mmHg，注意做好患者保暖，若患者需要下床活动，及时移除装置；定时评估患者下肢血运情况，若在使用过程中出现下肢麻痹、疼痛、胸闷、呼吸困难或头晕等不适，立即停止使用，并及时告知医生给予相应处理。

6. 常见并发症的观察及护理

（1）出血

1）原因：围术期抗凝、溶栓药物的使用；患者术后手术侧肢体活动幅度过大等。

2）临床表现：伤口敷料外观可见渗血、渗液表现，或伤口周围出现青紫、皮下硬结。

3）预防和护理：使用抗凝、溶栓等药物前应评估患者有无出血风险。密切观察患者伤口有无渗血、渗液，伤口周围有无皮下瘀血以及硬结出现，并做好相应的标记，每班记录变化。及时评估穿刺侧/切开侧肢体皮温、颜色、足背动脉搏动情况。若患者出现心率增快、血压下降伴面色改变等表现，应警惕大出血的发生，立即报告医生给予相应处理。

(2) 溶血

1) 原因：PMT 术中由于红细胞受到破坏，导致机械性溶血。

2) 临床表现：患者术后 1～2 d 出现血红蛋白尿，尿液呈红色或酱油色，一般不会导致肾功能下降。

3) 预防和护理：在无禁忌证情况下，嘱患者多饮水，遵医嘱给予患者水化治疗，密切观察患者有无肾区疼痛，关注其尿液颜色、性质和量，监测血检验中肾功能指标。告知患者血红蛋白尿原因及该症状后期可自愈，缓解其紧张情绪。

(3) PE

1) 原因：术中小血栓脱落或术后血栓再次形成后脱落随血液流动堵塞肺动脉。

2) 临床表现：患者出现胸痛、呼吸困难、咳嗽、咯血、晕厥等表现。

3) 预防和护理：严密观察患者生命体征的变化。注意倾听患者主诉，及时评估患者有无胸闷、呼吸困难、胸痛等表现。关注患者 SpO_2 情况与血气分析结果。遵医嘱指导患者定时定量使用抗凝药物，做好不良反应的观察。若患者突发胸痛、呼吸困难表现，及时告知医生，遵医嘱予以吸氧等急救措施。

(4) 肾功能不全、穿刺点感染：参见第二章第一节大血管、周围血管疾病腔内微创治疗护理常规术后护理中相关内容。

7. *伤口护理、生活护理*　参见第二章第一节大血管、周围血管疾病腔内微创治疗护理常规术后护理中相关内容。

● 经导管溶栓治疗

1. *体位与活动*　指导患者保持静脉置管侧肢体伸直位，如行健侧穿刺“翻山”置管，则双下肢均需伸直制动。肢体制动期间，需鼓励患者行踝泵运动，根据病情和医嘱协助患者穿着抗血栓袜(有禁忌证除外)，以促进下肢静脉血液回流；协助患者轴线翻身，必要时予背后垫软枕。导管拔除 6～12 h 后，协助患者适当抬高患肢。

2. *溶栓导管护理*　严格遵守无菌操作原则。采用“U 形固定法”妥善固定溶栓导管，并充分考虑患者体位变动。置管穿刺处/切口有渗血时及时通知医生消毒并更换敷料，特别注意避免将外露的导管向血管内插入。定期检查导管是否通畅。

3. *常见并发症的观察及护理*

(1) 出血

1) 原因：围术期抗凝溶栓药物使用；患者术后置管侧肢体活动幅度过大等。

2) 临床表现：穿刺点/切口处渗血或周围皮肤出现青紫、瘀斑等。

3) 预防和护理：注意各项护理操作时动作轻柔，密切观察患者切口处/穿刺点部位敷料有无渗血、渗液，周围有无瘀斑、皮下血肿，并询问患者有无腹胀、腹痛等不适主诉。注意查看患者切口处/穿刺点处压迫止血的自粘绷带是否有松动，若出现松动和(或)出血现象，应立即用沙袋压迫伤口并告知医生立即换药。

(2) PE：参见本节下腔静脉滤器置入术、PMT、PTA 和(或)支架植入术术后护理中相关内容。

(3) 肾功能不全、穿刺点感染：参见第二章第一节大血管、周围血管疾病腔内微创治疗护理常规术后护理中相关内容。

4. *病情观察*　参见本节入院护理中相关内容。

5. *用药护理、饮食护理、压力治疗护理*　参见本节下腔静脉滤器置入术、PMT、PTA 和(或)支架植入术术后护理中相关内容。

6. *伤口护理、生活护理*　参见第二章第一节大血管、周围血管疾病腔内微创治疗护理常规术后护理中相关内容。

(二) 开放手术(切开取栓术)

1. *体位与活动*　患者术后需完全卧床休息 2～3 d，术侧肢体呈伸直位，防止伤口出血。卧床期间协助患者翻身，指导其行踝泵运动，以促进下肢静脉血液回流。

2. *病情观察*

(1) 生命体征观察：遵医嘱予以患者持续心电监测，观察患者心率、血压等生命体征变化情况。

(2) 患肢护理：参见本节入院护理中相关内容。

(3) 疼痛护理：参见第二章第一节大血管、周围血管疾病腔内微创治疗护理常规入院护理中相关内容。

3. *饮食护理*　全麻术后禁食、水 6 h，6 h 后可少量饮水，若无呛咳、呕吐等反应，可逐渐过渡到半流质饮食或普食。宜进食粗纤维、低脂饮食，以保持大便通畅，避免腹内压增高。

4. *用药护理*　抗凝、溶栓治疗期间注意观察患者伤口、皮肤黏膜、泌尿系统、消化系统、神经系统等有无出血表现。遵医嘱定期监测凝血指标。

5. *压力治疗护理*　参见第二章第三节下肢浅静脉曲张护理常规入院护理中压力治疗护理相关内容。

6. *常见并发症的观察及护理*　出血、PE：参见本节下腔静脉滤器置入术、PMT、PTA 和(或)支架植入术术后护理中相关内容。

7. *伤口护理*　参见第二章第二节大血管、周围血管疾病外科手术治疗护理常规术后护理中相关内容。

【出院护理】

1. *伤口指导*　保持伤口敷料清洁、干燥。行开放手术的患者，根据伤口情况至医院及时换药。

2. 用药指导　患者需要长期使用抗凝药物，指导患者规范用药，做好出血的预防和观察。口服抗凝药物指导参见本节入院护理中相关内容。出院后如继续应用低分子肝素皮下注射，应至医院门诊注射或在专业指导下使用。

3. 饮食指导　指导患者进食低盐、低脂、高纤维素、低胆固醇饮食。多食新鲜水果和蔬菜，多饮水。

4. 活动指导　根据患者情况指导患者日常活动，因其他疾病需要长期卧床患者，可床上行主动或被动肢体活动。

5. 行为指导　避免久站久坐。坐位时，避免跷二郎腿，防止压迫血管影响血液回流。严格戒烟、戒酒，养成良好的生活习惯。控制血压、血糖。

6. 压力治疗指导　参见第二章第三节下肢浅静脉曲张护理常规入院护理中压力治疗护理相关内容。

7. 随访指导　定期至门诊随访，如再次出现下肢肿胀或胸闷、呼吸困难等表现及时就诊。

第五节　颈动脉狭窄护理常规

颈动脉狭窄是指由动脉粥样硬化等原因引起的颈动脉管腔狭窄或闭塞，早期可无临床症状，随着病情的进展可出现头晕、记忆力及定向力减退、意识障碍、肢体麻木和（或）无力甚至偏瘫等脑缺血表现。

一、常见手术方式及适应证

（一）腔内手术

颈动脉支架成形术（carotid artery stenting，CAS）　适用于：① 有症状的患者，曾在6个月内有过非致残性缺血性脑卒中或短暂性脑缺血发作的低、中危外科手术风险患者，通过检查发现同侧颈内动脉直径狭窄≥50%，预期围手术期卒中或死亡率<6%。② 无症状的患者，通过检查发现同侧颈内动脉直径狭窄≥70%，预期围手术期卒中或死亡率<3%。③ 颈部解剖不适用于颈动脉内膜剥脱外科手术的患者。④ 颈动脉内膜剥脱术高危患者，如存在心功能不全、不稳定心绞痛、颈动脉夹层等。

（二）开放手术

颈动脉内膜剥脱术（carotid endarterectomy，CEA）　适用于：① TIA：多次 TIA，伴相关颈动脉狭窄；单次 TIA，相关颈动脉狭窄≥50%；颈动脉软性粥样硬化斑或有溃疡形成；抗血小板治疗无效。② 轻、中度脑卒中：相关动脉狭窄。③ 无症状的颈动脉狭窄：狭窄≥70%；软性粥样硬化斑或有溃疡形成；术者以往此类手术的严重并发症<3%。④ 斑块严重钙化或血栓形成。⑤ 颈内动脉严重偏心型狭窄。⑥ 颈内动脉迂曲发生率高。

二、护理常规

【入院护理】

1. 饮食护理　给予患者低盐、低脂、富含维生素及纤维素饮食，无禁忌证情况下，鼓励患者多饮水，保持大便通畅。

2. 活动指导　加强患者跌倒风险因素的评估，外出检查时需专人陪护，出现头晕、黑矇症状的患者需 24 h 专人陪护，以防止意外事件的发生。

3. 病情观察

(1) 疼痛护理、血糖监测、血压控制：参见第二章第一节大血管、周围血管疾病腔内微创治疗护理常规入院护理中相关内容。

(2) 血管通畅度评估：评估患者双上肢和双下肢血运情况，包括皮温、颜色、动脉搏动等情况，如有异常，及时汇报医生。

4. 偏瘫护理　动态评估患者四肢肌力情况，指导并协助患者偏瘫肢体进行有效的功能锻炼，避免肌肉萎缩，如上肢的外展、外旋、上举，肘关节的伸屈活动，下肢的伸屈和足的伸屈活动；定时翻身叩背，防止坠积性肺炎和压力性损伤的发生。

5. 环境介绍、健康评估、用药护理　参见第二章第一节大血管、周围血管疾病腔内微创治疗护理常规入院护理中相关内容。

【术前护理】

(一) 腔内手术

参见第二章第一节大血管、周围血管疾病腔内微创治疗护理常规术前护理中相关内容。

(二) 开放手术

1. 皮肤准备　术前 1 天指导或协助患者清洗患侧颈部(手术部位皮肤完整性受损时除外)，给予患侧颈部备皮，范围为下颌以下、锁骨以上。

2. 心理护理、行为指导　参见第二章第一节大血管、周围血管疾病腔内微创治疗护理常规术前护理中相关内容。

3. 胃肠道准备、抗生素过敏试验、血型鉴定及备血、病情观察　参见第二章第二节大血管、周围血管疾病外科手术治疗护理常规术前护理中相关内容。

【术后护理】

(一) 腔内手术

1. 病情观察

(1) 生命体征观察：术后遵医嘱给予心电监测，监测患者健侧上肢血压情况，与术前作对比，严密观察患者的瞳孔、意识、语言及肢体活动情况。建议将血压控制在 140/90 mmHg 以下，或根据患者病情和医嘱适当调整，如有异常，及时汇报医生，并遵医嘱给予相应处理。

(2) 血管通畅度评估：评估患者双上肢和双下肢血运情况，包括皮温、颜色、动脉搏动等情况，与术前进行对比，如出现皮温降低、皮肤颜色改变、动脉搏动减弱或消失等情况，及时告知医生。

(3) 疼痛护理：参见第二章第一节大血管、周围血管疾病腔内微创治疗护理常规入院护理中相关内容。

2. 常见并发症的观察及护理

(1) 心动过缓及血压下降

1) 原因：术中球囊扩张或支架植入时导丝、导管或支架刺激了颈动脉窦压力感受器，引起迷走神经张力升高。

2) 临床表现：心率减慢、血压下降、恶心、呕吐、面色苍白、出冷汗等。

3) 预防和护理：术后密切监测患者心率、血压变化，评估患者有无恶心、呕吐、头晕等不适，遵医嘱予以患者扩容、升压等对症治疗。协助患者拉好床栏，避免跌倒、坠床的发生。必要时遵医嘱使用升压、升心率药物，并注意观察药物疗效及不良反应。

(2) 脑高灌注综合征

1) 原因：颈动脉狭窄使脑部长期处于缺血、缺氧状态，狭窄的动脉管腔开通后，使脑部血流骤然增加，引起脑组织过度灌注。

2) 临床表现：早期有头痛、恶心、呕吐、性情改变等颅内压增高的表现，严重者可出现意识障碍。

3) 预防和护理：严格控制患者血压在 140/90 mmHg 以下，注意倾听患者不适主诉，如患者术后出现头痛、恶心、性情改变或意识变化等，及时告知医生，遵医嘱给予患者降压、利尿、脱水等治疗，用药期间应注意观察患者血压和血生化的变化，以防患者出现血压骤降及水、电解质紊乱。如果患者出现兴奋、烦躁等表现，做好导管固定及安全防护，以防意外拔管的发生，保护患者安全。

(3) 缺血性脑卒中

1) 原因：术中颈动脉阻断时间较长或颈动脉斑块脱落，术后抗凝药物用量不足等导致新的血栓形成。

2) 临床表现：根据梗死部位、范围的不同而有不同的临床表现，部分患者无临床症状或出现神志不清、失语、运动功能障碍等，严重者可出现偏瘫。

3) 预防和护理：严密监测患者生命体征，维持血压的稳定，注意观察患者有无失语、伸舌偏移、吞咽功能障碍等表现；评估患者四肢肌力、神志情况，特别是有无肢体活动障碍；评估同侧视力、视野，判断有无视力障碍。一旦发现患者出现以上表现，及时告知医生。

(4) 出血、肾功能不全、栓塞和血栓形成、穿刺点感染：参见第二章第一节大血管、周围血管疾病腔内微创治疗护理常规术后护理中相关内容。

3. 体位与活动、伤口护理、用药护理、生活护理　参见第二章第一节大血管、周围血管疾病腔内微创治疗护理常规术后护理中相关内容。

4. 偏瘫护理　参见本节入院护理中相关内容。

(二) 开放手术

1. 体位与活动　全麻术后患者未清醒时采取平卧位，头部活动幅度不可过大，也可采取半卧位，有利于切口引流及减轻颅内高灌注。遵医嘱予患者颈部伤口部位沙袋压迫 6～12 h，避免患者头颈过度活动带来吻合口出血。在患者病情允许的情况下，协助患者床上翻身和叩背，防止压力性损伤和坠积性肺炎的发生。指导患者早期床上/下床活动。

2. 病情观察

(1) 生命体征观察：参见本节术后护理中腔内手术相关内容。

(2) 呼吸道护理、尿量观察：参见第二章第二节大血管、周围血管疾病外科手术治疗护理常规术后护理中相关内容。

(3) 血管通畅度评估：参见本节术后护理中腔内手术相关内容。

(4) 疼痛护理：参见第二章第一节大血管、周围血管疾病腔内微创治疗护理常规入院护理中相关内容。

3. 饮食指导　术后 6 h 禁食、水或遵医嘱进行饮食指导，禁食、水期间遵医嘱给予患者静脉补充营养、水及电解质；6 h 后或术后第一天遵医嘱可给予高维生素、高热量、易消化的温凉流质或半流质饮食，逐渐过渡到普食或专病饮食。宜少食多餐，不宜进食牛奶、豆浆等产气食物以免引起胃肠胀气。

4. 常见并发症的观察及护理

(1) 脑高灌注综合征、缺血性脑卒中：参见本节术后护理中腔内手术相关内容。

(2) 神经损伤

1) 原因：颈动脉周围神经组织丰富，手术可能损伤迷走神经、舌下神经、舌咽神经、喉返神经和喉上神经等。

2) 临床表现：术中如损伤迷走神经(喉返神经、喉上神经)，患者会出现声音嘶哑、饮水呛咳、发声困难等；损伤舌下神经，患者会出现伸舌肌麻痹、舌偏向患侧等；损伤舌咽神经，患者会出现舌后部 1/3 味觉丧失、腮腺分泌障碍、吞咽困难等；损伤颈交感神经出现 Horner 综合征，会导致眼球内陷、瞳孔缩小、上睑下垂、同侧面部无汗等；损伤面神经分支，可能出现同侧面肌瘫痪、口角歪斜等。

3) 预防和护理：关注患者有无声音嘶哑、发声困难等神经损伤发生的表现，注意以上症状或体征发生的时间，评估神经损伤程度。如患者出现饮水呛咳，指导其立即将头部偏向一侧，协助患者清除口腔分泌物，避免发生误吸；如患者出现吞咽困难，饮食时应给予半坐卧位或健侧卧位，选择软质或糊状的食物，少量多餐，指导患者借用舌的运动将食物后送以利吞咽；遵医嘱予患者使用维生素 B1、甲钴胺、腺苷钴胺等营养神经的药物，注意观察药物疗效及不良反应。

(3) 伤口出血或血肿

1) 原因：围术期抗凝药物使用、术中血管缝合不良、术后牵拉伤口或过早活动等。

2) 临床表现：伤口敷料外观有渗血，伤口引流管短时间内引流出大量鲜红色、温热的血性液体，患者出现血压下降、心率增快等情况。患者颈部伤口出现血肿，压迫气管或血肿刺激气道致气道痉挛，患者出现呼吸困难、颈部不适、甚至窒息等表现。

3) 预防和护理：床旁备气管切开包、无菌手套、气管插管、牙垫等。严密观察患者生命体征，定期评估患者伤口有无出血表现，关注伤口引流液颜色、性质、量。若患者出现呼吸困难、面色发绀、烦躁不安、心率增快或伤口血肿、气管偏移等情况，应立即汇报医生，必要时配合医生行气管切开。

(4) 感染、血栓形成：参见第二章第二节大血管、周围血管疾病外科手术治疗护理常规术后护理中相关内容。

5. 伤口护理、管道护理、用药护理、生活护理　参见第二章第二节大血管、周围血管疾病外科手术治疗护理常规术后护理中相关内容。

6. 偏瘫护理　参见本节入院护理中相关内容。

【出院护理】

1. 饮食指导　嘱患者进食低盐、低脂及富含纤维素、维生素的饮食。

2. 日常生活指导　戒烟、限酒；避免劳累，保持情绪平稳。

3. 用药指导　遵医嘱定时定量使用抗凝药物和(或)抗血小板聚集药物，指导患者学会自我观察有无牙龈出血、消化道出血、泌尿系统出血等。一旦出现上述情况，应及时到医院就诊。

4. 康复指导　偏瘫患者做好康复训练，采取主动或被动运动形式进行早期康复治疗，以促进肢体功能的恢复，防止偏瘫侧肌肉萎缩。

5. 定期随访　遵医嘱定期门诊随访，及时评估有无再狭窄情况，如有头晕、黑蒙等情况应及时就诊。

第六节　主动脉夹层护理常规

主动脉夹层(aortic dissection, AD)是指由于主动脉内膜、中膜受到强有力的血液冲击等原因造成局部撕裂、剥离、扩展，血液进入内膜与中膜之间，形成真假两腔。主动脉夹层是一种严重威胁人民生命健康的危重症心血管疾病。近年来，随着医务人员对主动脉疾病认识的提高，以及影像诊断方法、手术技术的进步，主动脉夹层的诊出率不断提高，手术死亡及并发症发生率明显下降。主动脉夹层的分型按夹层剥离的部位和范围分为 Stanford A 型和 B 型（Stanford 分型）或 DeBakey Ⅰ型、Ⅱ型、Ⅲ型（DeBakey 分型）。按发病后时间分为急性、亚急性和慢性 3 种类型。

一、常见手术方式及适应证

（一）腔内手术

主动脉夹层腔内隔绝术　① 近端锚定区（破口距离左锁骨下动脉）长度＜15 mm（若锚定区血管条件良好，可放宽至＞10 mm），且锚定区正常主动脉直径≤38 mm；② 腹部重要脏器供血分支血管起自真腔或分支血管开口附近存在再破口；③ 降主动脉走行无严重成角；④ 入路血管条件良好，髂股动脉无严重扭曲或严重狭窄，股动脉直径不小于 7 mm，即不小于覆膜支架输送系统直径要求；⑤ 覆膜支架远端锚定区内膜片完整。

（二）开放手术

1. *主动脉根部重建术*　Stanford A 型 AD 常累及主动脉根部，重建方式主要有保留主动脉窦的升主动脉替换术和主动脉根部替换术。主动脉根部替换术又包括主动脉根部复合替换术（如 Bentall 术）和保留主动脉瓣的主动脉根部替换术（如 David 术）。

2. *主动脉弓部重建术*　对于累及弓部的急性 Stanford A 型 AD 尽可能消除原发破口的前提下可行部分主动脉弓替换术。

（三）开放手术＋腔内手术（杂交手术）

颈-颈动脉旁路联合主动脉夹层腔内修复术　主动脉左颈血管受累 Stanford B 型 AD。

二、护理常规

【入院护理】

1. *饮食护理*　低盐、低脂、清淡饮食，多吃富含纤维素、维生素的食物，禁食辛辣、刺激及胆固醇高的食物。

2. *排便护理*　评估患者排便情况，必要时遵医嘱使用缓泻剂，如乳果糖、开塞露、液体石蜡等，防止用力排便致腹内压过高而带来夹层破裂的风险。

3. *活动指导*　急性期患者绝对卧床休息，检查需专人陪同护送，协助患者进食、翻身、床上排便。非急性期患者可根据具体病情，室内适当活动。

4. *病情观察*

（1）血压控制：密切监测患者的血压变化，必要时遵医嘱使用降压药物，并观察用药效果和不良反应。血压应降至能保持重要脏器（心、脑、肾）灌注的最低水平，防止因血压过高引起AD破裂，治疗目标值是将收缩压维持至100～120 mmHg、心率60～80次/min。如AD累及左锁骨下动脉，影响左上肢供血时，应选择测量右上肢血压。

(2) 夹层破裂的观察：一旦患者感到疼痛加剧，伴有面色苍白、出冷汗、血压下降、脉搏增快等表现，疑为夹层破裂，应立即报告医生，并配合抢救。

(3) 疼痛护理、血糖监测：参见第二章第一节大血管、周围血管疾病腔内微创治疗护理常规入院护理中相关内容。

(4) AD累及相关系统的评估和观察

1) 循环系统：如夹层累及左锁骨下动脉，应遵医嘱评估患者双上肢血压，受累侧上肢有无疼痛、发凉、苍白、动脉搏动减弱或消失等；如夹层累及髂动脉，应评估患者下肢动脉供血情况，是否出现下肢疼痛、苍白、发凉或间歇性跛行等表现。

2) 消化系统：如夹层累及肠系膜动脉，评估患者有无腹痛、腹泻、急腹症表现。

3) 神经系统：如夹层累及颈动脉，应评估患者有无头晕、黑蒙、晕厥表现。

4) 泌尿系统：如夹层累及肾动脉，应评估患者血肌酐、尿素指标是否正常，倾听患者有无急性腰痛主诉，观察患者尿液颜色、性质、量等。

5. 环境介绍、健康评估、用药护理、心理护理　参见第二章第一节大血管、周围血管疾病腔内微创治疗护理常规入院护理中相关内容。

【术前护理】

(一) 腔内手术

参见第二章第一节大血管、周围血管疾病腔内微创治疗护理常规术前护理中相关内容。

(二) 开放手术

1. 尽快完成术前检查　如床旁超声、CT和磁共振(magnetic resonance imaging, MRI)检查。准备好各种抢救物品及抢救仪器，随时做好抢救准备。

2. 呼吸道准备　对有吸烟史、肺功能减退、老年患者术前进行氧气驱动雾化吸入治疗，以减少术后肺部并发症的发生。指导患者做深呼吸运动，正确使用呼吸功能训练器等。

3. 术前营养　术前对患者营养状况进行NRS2002评估，对存在营养不良和(或)营养风险的患者，术前应积极进行适当营养支持。血清白蛋白水平低于3 g/L的心脏手术患者，术前可补充7～10 d的强化营养治疗。

4. 心理护理、皮肤准备、胃肠道准备、病情观察、行为指导　参见第二章第二节大血管、周围血管疾病外科手术治疗护理常规术前护理中相关内容。

【术后护理】

(一) 腔内手术

1. 排便护理　参见本节入院护理中相关内容。

2. 并发症的观察及护理

(1) 腔内炎性反应综合征

1) 原因：可能与假腔血栓化、机体植入支架、手术创伤引起应激反应有关。

2) 临床表现："三高两低"，即C反应蛋白高、体温高(一般<38℃)、白细胞计数高，血红蛋白低、血小板计数低。

3) 预防和护理：监测患者体温变化，若体温<38.5℃，嘱其多饮水并给予冰袋物理降温。若体温≥38.5℃，应注意有无感染，并遵医嘱给予物理降温、糖皮质激素或消炎镇痛类药物及时对症处理，必要时遵医嘱抽取血培养标本送检。血红蛋白及血小板计数降低的患者，观察有无头晕等不适症状或全身有无出血倾向，做好安全护理，必要时遵医嘱输注血制品。

(2) 缺血性脑卒中

1) 原因：主动脉附壁血栓或弓部斑块脱落导致颈动脉或颅内动脉栓塞，或覆膜支架覆盖无名动脉或左颈总动脉。

2) 临床表现：患者口角歪斜，一侧肢体凉感、麻木，严重者可出现神志不清、偏瘫。

3) 预防和护理：严密观察患者面部表情、神志，观察有无口角歪斜，评估四肢皮温、色泽，动脉搏动是否可触及，四肢活动是否正常。如有异常，及时汇报医生。

(3) 截瘫

1) 原因：覆膜支架封闭肋间动脉、脊髓根大动脉、胸段脊髓动脉等开口，导致脊髓供血不足。

2) 临床表现：脊髓受损平面以下运动障碍。

3) 预防和护理：严密观察患者有无大、小便失禁，肢体活动是否存在障碍等情况，如发生某一水平面以下的肢体活动障碍，及时通知医生。必要时遵医嘱给予患者脑脊液引流，告知患者脑脊液引流的重要性，严格无菌操作，妥善固定导管，做好标识，每班检查穿刺部位有无红肿和渗血、渗液，持续监测患者体温变化。脑脊液引流期间，患者取去枕平卧位，改变体位前，先暂时夹闭引流管。引流速度一般控制在200 mL/d左右，引流速度<15～20 mL/h，切忌过快过多。引流过程中，注意观察患者各项生命体征，下肢肌力及排便、排尿情况，询问患者有无眩晕、头痛、呕吐等表现。同时，观察脑脊液引流液的颜色、性状和量，每班记录引流量。一旦有异常情况，立即通知医生。若患者出现截瘫，应24 h专人陪护，动态评估患者四肢肌力变化，做好护理记录，指导并协助家属给予患者偏瘫部位进行有效的功能锻炼，避免肌肉萎缩，如上肢的外展、外旋、上举，肘关节的伸屈活动，下肢的伸屈和足的伸屈活动；定时翻身叩背，防止压力性损伤和坠积性肺炎的发生。

(4) 内漏

1) 原因：支架植入处存在的钙化斑块突起等原因导致的支架移植物与主动脉壁黏附不紧密；术中未能将血管破口完全封闭，仍有血流通过支架及主动脉内壁。

2) 临床表现：主动脉夹层继续扩大甚至破裂，导致患者出现胸背部撕裂样疼痛。严重者休克。

3）预防和护理：密切监测患者心率、血压变化，将收缩压控制在 100～120 mmHg，心率＜80 次/min，避免血压波动较大。注意评估胸背部疼痛情况，及时倾听患者主诉，如疼痛较术前加剧，且伴随血压的升高，应警惕内漏引起的主动脉夹层破裂，及时通知医生。

（5）出血、肾功能不全、栓塞和血栓形成、穿刺点感染：参见第二章第一节大血管、周围血管疾病腔内微创治疗护理常规术后护理中相关内容。

3. 体位与活动、病情观察、伤口护理、饮食护理、用药护理、生活护理　参见第二章第一节大血管、周围血管疾病腔内微创治疗护理常规术后护理中相关内容。

（二）开放手术

1. 术后出血的预防和治疗

（1）术后持续监测有创动脉压，血压过高时遵医嘱使用硝酸甘油、硝普钠等扩血管药物，为保障药物疗效的正常发挥，应由微量注射泵控制滴速经专用深静脉通路输入，根据血压调整血管活性药物的使用剂量，使动脉收缩压稳定于 100～120 mmHg，以防吻合口破裂出血。

（2）人工血管移植术后渗血多，注意观察中心静脉压值和胸管引流液的颜色、性质、量。结合血压和中心静脉压数值，考虑是否存在血容量不足，必要时遵医嘱留置中心静脉置管供快速输血。

2. 抗凝护理　人造血管植入后，建议术后 3 个月内抗凝治疗，以防止人造血管内血栓形成。如用机械瓣膜置换主动脉瓣者则需终生抗凝，无血栓栓塞风险因素，INR 目标为 1.5～2.5，合并其他血栓栓塞事件的风险因素（如房颤、左室功能障碍、既往血栓栓塞、血液高凝状态），INR 目标为 2.5～3。人工机械瓣膜置换的患者需注意以下几点：

（1）口服华法林应定时定量，遵循药量准确原则。

（2）注意抗凝过量征象：如出现牙龈出血、鼻出血、皮下出血、血尿、大便隐血、月经量过多等抗凝过量表现，及时汇报医生并遵医嘱减量或停药 1 天。

（3）注意观察患者的神志、四肢活动情况，防止血栓形成，发现异常及时告知医生，以便调整药物的剂量。

（4）术后拔除胸管后观察 2 h 内有无出血征象，按医嘱定时、定量服用抗凝药，遵医嘱根据 INR 值动态调整用量。

（5）记录患者 INR 值及每日口服华法林剂量，同时嘱患者自备记录本以利找出用药规律，并让患者试行自服，使其养成习惯并终身记录。

3. 常见并发症的观察及护理

（1）急性脊髓缺血

1）原因：缺血再灌注损伤、脊髓主要供血动脉被隔绝、脊髓动脉低灌注压以及脊髓代谢率异常等。

2）临床表现：表情淡漠、神志恍惚、下肢轻度瘫痪或截瘫。

3）预防和护理：评估患者意识、四肢肌力及活动动态变化情况。遵医嘱给予患者脑脊液引流，严格无菌操作，保持管道通畅，观察引流液的颜色、性质、量并做好记录；患者体位变动前，先夹闭引流管，防止因体位变动引起引流量的异常变动、逆流或引流管脱出；对于躁动不能合作的患者，予以镇静、镇痛药物或约束带。遵医嘱给予患者糖皮质激素治疗，并观察患者血压波动情况，必要时记录 24 h 尿量。如果患者出现意识障碍、引流液异常、肌力下降等情况，立即告知医生进行处理。

（2）急性肾功能不全

1）原因：体外循环导致的组织缺血或产生的再灌注损伤引起肾功能损害；主动脉夹层累及肾动脉或并发心力衰竭影响肾灌注。

2）临床表现：少尿或无尿。

3）预防和护理：观察尿液的颜色、性质、量并记录 24 h 尿量，监测患者肾功能指标，当患者尿量减少时遵医嘱使用利尿剂。监测患者血压，根据患者病情和基础血压调整血压范围，以保证肾灌注。如患者无尿或伴有肌酐持续升高，应通知医生尽早进行血液透析。

（3）出血、心脏压塞、低心排血量综合征、心律失常、肺炎、肺不张、切口渗出、感染：参见第一章第二节心血管疾病外科手术治疗护理常规术后护理中相关内容。

4. 循环系统的监测、气道护理、消化系统的护理、泌尿系统的护理、神经系统的护理、导管护理、疼痛管理、血管活性药物的管理、出入量的管理　参见第一章第二节心血管疾病外科手术治疗护理常规术后护理中相关内容。

【出院护理】

（一）腔内手术

1. 饮食指导　少食多餐，宜选择高热量、高蛋白、高维生素、低盐、低脂、易消化饮食，戒烟、戒酒，多食用新鲜水果和蔬菜，保持大便通畅。多吃粗膳食纤维食物，忌辛辣、刺激性食物。

2. 活动指导　保持心情愉快，情绪稳定。合理安排工作与生活，以休息为主，活动量需循序渐进，注意劳逸结合。建议以有氧运动为主，如太极拳、散步、慢跑等。运动需要适量，以不感到劳累为宜，保证充足的休息与睡眠。

3. 血压控制　根据患者的具体情况制定个体化血压管理方案或者将收缩压控制在 140 mmHg 以下，尽量避免高血压的易发因素，指导患者必须遵医嘱坚持定时、定量服药，每日测量血压。

4. 随访指导　遵医嘱定期门诊随访，以监测有无内漏等远期并发症的发生。随访时间通常建议在出院后的 1、3、6、12 个月，之后每年一次，比较随访期间胸部、腹部以及盆腔 CT 增强影像的变化。

（二）开放手术

1. 环境指导　注意室内温湿度调节，加强呼吸道的管理，预防呼吸道感染。

2. 抗凝指导　人造血管植入后，建议术后3个月内抗凝治疗，以防止人造血管内血栓形成。如用机械瓣膜置换主动脉瓣者则需终生抗凝。抗凝治疗期间应定时、定量服用抗凝药，定期检测INR值，根据INR值动态调整药物剂量。日常应注意口腔、鼻腔、皮肤有无出血，女性患者注意月经量有无增多等现象，若出现上述症状，及时复诊查看是否需要调整抗凝药剂量。少食或不食富含维生素K的食物，如白菜、菠菜等。

3. 防机械瓣开闭声音干扰指导　更换机械瓣患者，告知患者瓣膜开关闭合有机械声音，可忽略或适当使用安眠的药物。

4. 饮食指导、活动指导、血压控制、随访指导　参见本节出院护理中腔内手术相关内容。

第七节　腹主动脉瘤护理常规

腹主动脉瘤(abdominal aortic aneurysm，AAA)是指主动脉中层结构破坏，动脉壁不能承受血液冲击的压力而形成的局部或者广泛性扩张，且管腔扩张≥正常直径的1.5倍。多数患者可自觉剑突下或脐周有搏动感，约1/3患者会有腹部脐周、两肋部或腰部疼痛。若AAA直径较大，可出现相邻器官或者组织压迫症状。

一、常见手术方式及适应证

(一) 腔内手术

腹主动脉瘤腔内修复术　其解剖适应证主要体现在对近端锚定区和入路血管的解剖条件上。近端锚定区应满足：① 近端瘤颈长度≥15 mm；② 近端瘤颈角度≤60°；③ 近端瘤颈直径<28 mm；④ 近端瘤颈无严重钙化和大面积附壁血栓；⑤ 近端瘤颈形态规则。入路血管要求髂、股动脉无高度扭曲或狭窄，股动脉直径大于支架输送系统直径。

(二) 开放手术

腹主动脉瘤切除、人工血管移植术　适用于：① 腹主动脉瘤瘤体直径>5 cm；女性腹主动脉瘤直径偏细，如瘤体直径>4.5 cm应考虑手术治疗；② 不论瘤体大小，若腹主动脉瘤体直径增长速度过快(每半年增长>5 mm)也需要考虑手术治疗；③ 不论瘤体大小，如出现因瘤体引起的疼痛，应当及时手术治疗。

二、护理常规

【入院护理】

1. 饮食护理、排便护理、活动指导　参见第二章第六节主动脉夹层护理常规入院护理相关内容。

2. 病情观察

(1) 血压控制：密切监测患者的血压、心率变化，必要时遵医嘱使用降压药物，并观察用药效果和不良反应。

(2) 动脉瘤破裂的观察：一旦患者感到腹部疼痛加剧，出现面色苍白、出冷汗、血压下降、脉搏增快等表现，疑为动脉瘤破裂，应立即报告医生，配合抢救。

(3) AAA 压迫周围器官的评估和观察：如压迫输尿管，患者可出现腰痛、血尿等表现；如压迫胆管，患者可出现皮肤和巩膜黄染、小便赤红、大便陶土色等表现；如压迫胃肠道，患者可出现腹痛、食欲下降、饱胀感、恶心、呕吐等表现。

(4) 疼痛护理、血管通畅度评估：参见第二章第一节大血管、周围血管疾病腔内微创治疗护理常规入院护理中相关内容。

3. 环境介绍、健康评估、用药护理　参见第二章第一节大血管、周围血管疾病腔内微创治疗护理常规入院护理中相关内容。

【术前护理】

(一) 腔内手术

参见第二章第一节大血管、周围血管疾病腔内微创治疗护理常规术前护理中相关内容。

(二) 开放手术

参见第二章第二节大血管、周围血管疾病外科手术治疗护理常规术前护理中相关内容。

【术后护理】

(一) 腔内手术

1. 排便护理　参见本节入院护理相关内容。

2. 常见并发症的观察及护理

(1) 内漏

1) 原因：血管内壁上的钙化斑块突起等原因导致支架移植物与主动脉壁黏附不紧密，未能将扩张或膨出的血管壁完全封闭，仍受到血流冲击。

2) 临床表现：腹部不适、腹痛，严重者导致动脉瘤破裂，患者出现剧烈腹痛甚至休克。

3) 预防和护理：严密监测患者血压、心率波动情况，遵医嘱控制血压，必要时使用降压药物，避免血压波动较大。严密观察腹部疼痛情况，及时倾听患者主诉，如疼痛较术前加剧，且伴随血压的升高，应及时汇报医生，警惕内漏引起的腹主动脉瘤破裂。

(2) 腔内炎性反应综合征：参见第二章第六节主动脉夹层护理常规腔内手术术后护理相关内容。

(3) 出血、肾功能不全、栓塞和血栓形成、穿刺点感染：参见第二章第一节大血管、周围血管疾病腔内微创治疗护理常规术后护理中相关内容。

3. 体位与活动、病情观察、伤口护理、用药护理、生活护理 参见第二章第一节大血管、周围血管疾病腔内微创治疗护理常规术后护理中相关内容。

(二) 开放手术

1. 常见并发症的观察及护理

(1) 肠道缺血

1) 原因：术中斑块脱落堵塞肠系膜动脉。

2) 临床表现：术后出现腹痛、腹胀、腹泻、便血、高热等。

3) 预防和护理：观察患者大小便情况，及时准确评估患者腹部疼痛的部位、程度、性质及持续时间，如患者出现腹痛、腹胀、腹泻、便血、高热等症状，考虑乙状结肠坏死，遵医嘱予患者禁食、水，胃肠减压，以减轻结肠缺血循环障碍，必要时协助医生进行手术探查，切除坏死结肠。

(2) 输尿管损伤

1) 原因：术中损伤输尿管。

2) 临床表现：患者出现腰痛等局部和全身症状。

3) 预防和护理：观察患者尿液的颜色、性质、量，一旦患者出现腰痛并伴随血尿，应高度怀疑为输尿管损伤，及时告知医生进行处理。

(3) 出血、感染、血栓形成：参见第二章第二节大血管、周围血管疾病外科手术治疗护理常规术后护理中相关内容。

2. 体位与活动、病情观察、伤口护理、管道护理、饮食护理、用药护理、生活护理 参见第二章第二节大血管、周围血管疾病外科手术治疗护理常规术后护理中相关内容。

【出院护理】

参见第二章第六节主动脉夹层护理常规出院护理中相关内容。

第八节 多发性大动脉炎护理常规

多发性大动脉炎(takayasu arteritis, TA)又称高安病、无脉病，是一种累及主动脉和(或)其主要分支的慢性非特异性炎症性疾病，最终侵及大动脉管壁全层，多数情况下会造成动脉狭窄甚至闭塞，少数可导致动脉瘤。本病好发于亚洲年轻女性。

一、常见手术方式及适应证

(一) 腔内手术

经皮腔内血管成形术、支架植入术 适用年龄较小、血管反复狭窄的患者。是治疗短段狭窄的胸腹主动脉型大动脉炎的首选治疗方法。

（二）开放手术

1. 血管重建、旁路移植术　如升主动脉-颈总动脉、腋-股动脉旁路移植术等，适用于病变广泛，病变血管全层破坏、僵硬，与四周广泛粘连，切除病变血管直接行血管重建术困难较大，且无法进行腔内手术患者。

2. 动脉内膜剥脱加补片修补术　适用于颈动脉、肾动脉等起始部节段性狭窄或闭塞患者。

二、护理常规

【入院护理】

1. 用药护理　指导患者定时、定量服用糖皮质激素，以控制炎症反应，降低血沉指标，观察药物疗效及不良反应。动态监测患者血压、血糖的变化，及时倾听患者有无不适主诉，监测患者血指标，查看有无感染等。

2. TA累及不同动脉的评估与护理

（1）累及头臂干动脉：评估患者有无头晕、头痛、记忆力减退、反复晕厥、视力减退、抽搐等脑缺血症状。加强患者跌倒风险因素的评估，外出检查专人陪护，出现头晕、黑蒙等脑缺血症状的患者要求24 h专人陪护，以防止意外事件的发生。

（2）累及胸腹主动脉：评估患者有无胸腹部不适、胸腹主动脉上分支动脉供血不足等表现。监测患者双上肢血压，评估患者四肢末梢血液循环，包括皮温、色泽、动脉搏动情况、肢体感觉、肢体活动等，以便与术后进行对比。

（3）累及肾动脉：评估患者有无药物难治性高血压及心慌、头晕、少尿、血尿等表现。密切监测患者血压变化，遵医嘱给予患者降压药物控制血压。观察患者尿液的颜色、性质和量，遵医嘱监测血肌酐、尿素等指标，以便术后进行对比。

3. 环境介绍、健康评估、饮食护理、病情观察　参见第二章第一节大血管、周围血管疾病腔内微创治疗护理常规入院护理中相关内容。

【术前护理】

（一）腔内手术

参见第二章第一节大血管、周围血管疾病腔内微创治疗护理常规术前护理中相关内容。

（二）开放手术

参见第二章第二节大血管、周围血管疾病外科手术治疗护理常规术前护理中相关内容。

【术后护理】

（一）腔内手术

1. TA累及头臂干动脉，出现颈动脉狭窄或锁骨下动脉狭窄　参见第二章第五节颈动脉狭窄护理常规术后护理中腔内手术相关内容。

2. TA累及胸腹主动脉，出现主动脉瘤、夹层等病变　参见第二章第六节主动脉夹层护理常规术后护理中腔内手术相关内容。

3. TA累及肾动脉，出现肾动脉狭窄　参见第二章第九节肾动脉狭窄护理常规术后护理中相关内容。

（二）开放手术

● **血管重建、旁路移植术**

1. 体位与活动、病情观察、伤口护理、管道护理、饮食护理、用药护理、生活护理　参见第二章第二节大血管、周围血管疾病外科手术治疗护理常规术后护理中相关内容。

2. 常见并发症的预防及护理

（1）人工血管闭塞

1）原因：人工血管潜行较长，患者行为不当导致人工血管受压。

2）临床表现：患者出现相应动脉缺血表现，如动脉搏动消失。

3）预防和护理：术后指导患者尽量多采用平卧位，避免患侧卧位，如行腋-股动脉旁路手术后，指导患者保持患侧上肢外展位。每日评估肢体血管通畅情况，一般情况下血管通畅可触及人工血管搏动明显。遵医嘱予患者抗凝药物治疗，防止血栓形成。

（2）出血、感染、血栓形成：参见第二章第二节大血管、周围血管疾病外科手术治疗护理常规术后护理中相关内容。

● **动脉内膜剥脱加补片修补术**

参见第二章第五节颈动脉狭窄护理常规术后护理中开放手术相关内容。

【出院护理】

1. 用药指导　嘱患者定时、定量服用糖皮质激素，勿随意减量或者停药，以免造成“反跳现象”，指导患者观察药物疗效和不良反应。

2. 血压控制　遵医嘱服用降压药物，每日测量血压，保持血压平稳。

3. 预防感染　加强营养补充，增强机体免疫力，预防季节交替性感冒。

4. 随访指导　遵医嘱定期门诊复查，如出现头晕、肢体麻木等情况及时就诊。

第九节　肾动脉狭窄护理常规

肾动脉狭窄（renal artery stenosis，RAS）指单侧或双侧肾动脉主干或主要分支血管狭窄。当RAS>50%时，肾脏循环血流将受到影响，造成肾脏组织缺血，血流灌注不足将激活分泌肾素，从而激活肾素-血管紧张素系统，引起肾血管性高血压。目前，腔内治疗是肾动脉狭窄患者主要治疗方式。

一、常见手术方式及适应证

（一）腔内手术

经皮肾动脉血管成形术、经皮肾动脉支架植入术　重度血流动力学改变的粥样硬化性肾动脉狭窄，包括肾动脉狭窄＞70％的患者，以及肾动脉血流动力学异常且狭窄在50％～70％的患者。

（二）开放手术

1. 血管重建术　肾动脉分支狭窄导致高血压。

2. 肾切除术　适用于：① 患侧肾萎缩；② 肾动脉病变广泛而复杂，不可进行血管重建术；③ 肾血管重建或肾部分切除术失败；④ 患者情况差，不能耐受较大的手术。

本节主要介绍腔内手术围术期护理常规。

二、护理常规

【入院护理】

1. 饮食护理　进食高维生素、高热量、优质蛋白、低脂的食物，戒烟、戒酒，忌辛辣、刺激的食物。

2. 病情观察

（1）肾功能监测：观察患者尿液的颜色、性质、量，监测血肌酐、尿素等变化，以便与术后进行对比。

（2）疼痛护理、血糖监测、血压控制、血管通畅度评估：参见第二章第一节大血管、周围血管疾病腔内微创治疗护理常规入院护理中相关内容。

3. 环境介绍、健康评估、用药护理　参见第二章第一节大血管、周围血管疾病腔内微创治疗护理常规入院护理中相关内容。

【术前护理】

参见第二章第一节大血管、周围血管疾病腔内微创治疗护理常规术前护理中相关内容。

【术后护理】

1. 常见并发症的观察及护理

（1）血尿

1）原因：手术过程中，球囊扩张狭窄的肾动脉时，易引起急性肾缺血，使肾小球滤过膜发生功能障碍，导致血尿。

2）临床表现：尿液颜色变深，甚至出现酱油样尿。

3）预防和护理：在无禁忌证情况下，鼓励患者多饮水，术后 4 h 饮水 500～1 000 mL，遵医嘱水化治疗，以补充血容量，保证肾灌注；每日检验尿标本直至正常，了解血尿变化及肾功能指标。

(2) 出血、肾功能不全、栓塞和血栓形成、穿刺点感染：参见第二章第一节大血管、周围血管疾病腔内微创治疗护理常规术后护理中相关内容。

2. 体位与活动、病情观察、饮食护理、用药护理、生活护理　参见第二章第一节大血管、周围血管疾病腔内微创治疗护理常规术后护理中相关内容。

【出院护理】

1. 用药指导　遵医嘱长期服用抑制血小板聚集药物，用药期间注意观察全身有无出血倾向。对于高血压患者，坚持服用降压药物，并持续监测血压变化。

2. 饮食指导　进食低盐、低脂、低胆固醇、优质蛋白、高纤维素饮食。多食新鲜水果和蔬菜，多饮水。

3. 活动指导　根据患者病情指导患者日常活动，肾功能不全患者减少活动量。

4. 行为护理　严格戒烟、戒酒，养成良好的生活习惯。

5. 随访指导　遵医嘱定期门诊随访，以了解支架位置及肾动脉是否通畅，有无肾功能不全发生等。

第十节　下肢动脉缺血性疾病护理常规

下肢动脉缺血性疾病主要包括下肢动脉硬化闭塞症(arteriosclerosis obliterans, ASO)、血栓闭塞性脉管炎(Buerger 病)等，其中 ASO 多见。ASO 是指由于动脉粥样硬化造成的下肢动脉内膜增厚、管腔狭窄或闭塞，病变肢体血液供应不足，引起下肢间歇性跛行、皮温降低、疼痛，甚至发生溃疡或坏死等临床表现的慢性进展性疾病。腔内手术并发症发生率和死亡率均较低，因此被作为首选的血运重建方法。

一、常见手术方式及适应证

(一) 腔内手术

1. 经皮球囊扩张成形术、支架植入、斑块旋切术　适用于间歇性跛行影响生活质量，运动或药物治疗效果不佳的患者。

2. 经动脉导管溶栓治疗　适用于：① 急性动脉或转流血管血栓；② 急性动脉栓塞不宜行取栓术；③ 腘动脉瘤瘤体内血栓并伴有流出道血栓引起严重缺血症状；④ 所有手术致死风险过大的患者。

(二) 开放手术

1. 血管旁路手术　包括肾下腹主动脉-双髂(股)动脉旁路术、双股动脉旁路术等，适用于：① 严重间歇性跛行影响患者生活质量，经保守治疗效果不佳；② 影像学评估流入道和流出道解剖条件适合手术；③ 全身情况可以耐受。

2. *截肢术*　是指通过手术切除失去生存能力、没有生理功能、危及生命的部分或全部肢体，以挽救患者的生命。适用于急性或慢性缺血、足部感染、严重创伤性损伤、下肢骨骼或软组织恶性肿瘤。

二、护理常规

【入院护理】

1. *行为指导*　保持大便通畅，避免腹压增高而影响下肢动脉血流；指导患者严格戒烟；间歇性跛行患者需要 24 h 陪护，避免跌倒/坠床的发生。

2. *饮食护理*　给予患者低盐、低脂、易消化饮食，减少肥肉、蛋黄、动物内脏等食物的摄入，多食新鲜水果和蔬菜。鼓励心功能、肾功能正常的患者多饮水。

3. *功能锻炼指导*　鼓励患者从慢走开始，循序渐进锻炼，以促进侧支循环的建立和增加末梢组织的灌注。对于非静息痛患者，可行 Buerger 运动，具体方法为：患者先平卧，双下肢抬高 45°，维持 1～3 min，足部皮肤出现苍白；双足下垂于床边 3 min，足部皮肤发红或发紫；双下肢平放休息 3 min，如此反复 3 次，以促进侧支循环的建立，每日可做数次。

4. *足部护理*

(1) 嘱患者保持足部皮肤清洁，指导患者选择宽松的衣裤及鞋袜。对于足部有溃疡的患者，可用 1∶5 000 的高锰酸钾溶液泡脚，每次泡脚后需彻底擦干，尤其是趾缝间，擦拭动作要轻柔，擦拭后可用凡士林纱布或油纱将坏疽足趾之间分隔，避免足趾粘连诱发感染，可使用支被架防止足部溃疡处受压引起疼痛加重。

(2) 注意足部保暖，不宜过热或过冷，过热可使组织代谢增加、耗氧增加，从而加重缺血，加重患肢疼痛，可指导患者穿着棉袜保暖；过冷可引起血管收缩或痉挛，因此禁止使用热水袋，以免发生烫伤。

(3) 每日可用甘油、润肤露等涂抹皮肤，以保持患足滋润，避免因皮肤干燥发生皲裂。嘱患者可在易受压部位垫软枕，经常变换体位，以减少足部局部受压及摩擦，必要时可使用支被架。

5. *病情观察*

(1) 下肢血管通畅度评估：① 皮肤颜色：尽量在适宜温度(25℃左右)、自然光线下检查双下肢皮肤的色泽。患肢可因动脉缺血而导致皮肤呈苍白色。② 皮肤温度：双手自近心端至远心端分别触摸/交叉触摸双侧肢体的皮温，患侧肢体皮温改变的部位为变温带，可提示变温带以下肢体供血不足。③ 动脉搏动：双手同时使用食指和中指检查双侧肢体的动脉搏动，可从近心端至远心端依次触摸股总动脉、腘动脉、胫后动脉和足背动脉搏动。

(2) 疼痛护理：及时、准确地使用痛尺对患者进行疼痛评分，并评估患肢疼痛部位、程度、性质及持续时间,必要时遵医嘱给予镇痛药物,并评估镇痛效果,可建议患者倾听舒缓的音乐等,以转移患者注意力。

6. 用药护理　在患者抗凝、溶栓、祛聚药物治疗期间应严密监测凝血指标,观察有无出血倾向(如皮肤黏膜、牙龈有无出血,大、小便有无带血和脑出血等相关表现)。如使用降压药物,可参见第二章第一节大血管、周围血管疾病腔内微创治疗护理常规入院护理中相关内容。

【术前护理】

(一) 腔内手术

参见第二章第一节大血管、周围血管疾病腔内微创治疗护理常规术前护理中相关内容。

(二) 开放手术

参见第二章第二节大血管、周围血管疾病外科手术治疗护理常规术前护理中相关内容。

【术后护理】

(一) 腔内手术

- **经皮球囊扩张成形术、支架植入、斑块旋切术**

1. 体位与活动　参见第二章第一节大血管、周围血管疾病腔内微创治疗护理常规术后护理中相关内容。

2. 病情观察　参见本节入院护理中相关内容,并与术前做对比。

3. 足部护理　参见本节入院护理中相关内容。

4. 常见并发症的观察及护理

(1) 缺血-再灌注损伤

1) 原因:肢体长期处于缺血状态,血液供应恢复后,过量的自由基攻击组织内细胞,引起组织及器官的损伤。

2) 临床表现:患肢出现疼痛、肿胀等,严重者出现骨筋膜室综合征。

3) 预防和护理:观察患者有无相关临床表现。在病情允许情况下,患者卧床期间可在膝关节下垫软枕,避免压迫腘窝而减少动脉血流,同时增加静脉血液回流。密切观察患肢血供变化,可根据皮肤颜色、温度、足背动脉或胫后动脉搏动情况、末梢毛细血管充盈时间、感觉和运动功能等指标来判断血供;认真倾听患者主诉,询问患者是否存在患肢感觉异常等症状,有异常情况应及时报告医生。如患者出现肢体肿胀、疼痛,可用浸满50%硫酸镁的无菌纱布敷于患肢肿胀处,保持纱布湿润,每10 min更换1次,连敷3次,2次/d,连续3天。

(2) 出血

1) 原因:围术期抗凝、溶栓药物的使用;术后早期活动。

2）临床表现：动脉穿刺处渗血或周围出现血肿。

3）预防和护理：密切观察患者有无伤口及全身出血倾向，在进行各项护理操作时动作要轻柔，防止机械性损伤。用抗凝、溶栓药物前评估患者有无出血风险，溶栓期间定期监测凝血功能及血小板计数，如有异常及时汇报医生，必要时进行止血治疗。若患者术后突发心率增快、血压下降，伴面色改变等，应警惕穿刺处大出血，立即予以局部压迫止血，并报告医生，做好抢救准备。

（3）急性动脉血栓形成

1）原因：手术操作、血管内斑块或血栓掉落或围术期抗凝不足等。

2）临床表现：出现“6P”征，即疼痛（pain）、苍白（pallor）、无脉（pulselessness）、感觉异常（paresthesia）、麻痹（paralysis）、温度改变（poikilothermia），患者术后较术前相比，肢体发冷、发紫，患者主诉疼痛明显或较术前加重，动脉搏动较之前相比突然减弱或消失。

3）预防和护理：严密观察患者是否出现“6P”征，做好双下肢末梢血运及疼痛的评估，有异常时及时告知医生，必要时做好术前准备；遵医嘱使用抗凝、祛聚药物，观察药物疗效及不良反应；向患者及家属宣教出现此并发症的表现及原因，取得家属及患者配合；护士加强巡视，积极主动了解患者的术后情况。

（4）肾衰竭

1）原因：术中使用对比剂术后未及时排出体外，或者术后肌肉坏死后溶解产生肌红蛋白阻塞肾小管而导致急性肾功能衰竭。

2）临床表现：少尿或无尿，血压高，血检验中尿素、肌酐骤然升高等。

3）预防和护理：护士应密切监测患者尿素、肌酐和电解质等肾功能指标变化，观察患者尿液的颜色、性质、量，记录 24 h 出入量，检测尿蛋白指标，一旦出现急性肾功能衰竭，及时给予血液透析治疗。

5. *饮食护理、伤口护理、用药护理、生活护理*　参见第二章第一节大血管、周围血管疾病腔内微创治疗护理常规术后护理中相关内容。

- **经动脉导管溶栓治疗**

1. *体位与活动*　参见第二章第一节大血管、周围血管疾病腔内微创治疗护理常规术后护理中相关内容。

2. *导管护理*

（1）无菌操作，防止污染：严格执行无菌操作，穿刺处有渗血、渗液及时请医生换药，如患者出现炎症反应，遵医嘱予抗感染治疗。

（2）妥善连接与固定：正确连接管道，做好采用 U 形固定，并充分考虑到体位变动情况。所有管道中间桥接输液安全接头或采取螺纹接头拧紧，以防止管道滑脱引起大出血；每班观察管道是否固定良好，针对穿刺点伤口渗血、渗液或出汗较多者及时更换敷贴或用自粘绷带进行外固定，告知患者及家属避免牵拉或扯拽导管。

(3) 保持导管通畅：加强巡视，定期检查导管是否通畅，防止导管打折与堵塞。

(4) 准确标记：溶栓导管内输注溶栓药物，如尿激酶，鞘管内输注肝素钠稀释液，在药物连接管头尾两端使用统一的标识进行标记，避免给药路径错误。

3. 常见并发症的观察及护理

(1) 出血：参见本节术后护理中腔内手术经皮球囊扩张成形术、支架植入、斑块旋切术相关内容。

(2) 过敏反应(溶栓药物相关)

1) 原因：在国内常用的静脉溶栓药物中，重组链激酶是异种蛋白，具有抗原性，可发生过敏反应。

2) 临床表现：常见表现是体温升高，可同时出现腹痛、低血压等症状。

3) 预防和护理：用药前详细询问患者过敏史，用药期间仔细观察患者是否出现皮肤荨麻疹、结膜及口腔黏膜水肿、呼吸、心率及血压变化等，如有异常及时告知医生，遵医嘱应用激素治疗，避免休克等严重情况发生。

(3) 蓝趾综合征

1) 原因：手术后微小血栓脱落，栓塞肢体末端的小动脉，导致肢体末端急性缺血。

2) 临床表现：患肢足趾皮温凉、呈蓝紫色、足背动脉搏动减弱或消失等表现。

3) 预防和护理：加强对患肢血运情况的观察，尤其是肢体颜色、温度、感觉等，并与术前进行对比，有异常时及时通知医生，并做好再次手术的准备。

4. 饮食护理、伤口护理、用药护理、生活护理　参见第二章第一节大血管、周围血管疾病腔内微创治疗护理常规术后护理中相关内容。

(二) 开放手术

- **血管旁路术**

1. 体位与活动　患者取平卧或低半卧位，防止髋关节、膝关节过度屈曲，导致人工血管受压及吻合口的扭曲。主动脉、股动脉旁路移植术后卧床 2 周，患肢制动，髋关节禁止屈曲，防止过伸，膝关节可屈曲 5°～15°(膝下垫软枕)。股腘动脉旁路移植术后患者膝关节固定于半屈曲位，避免移植血管受压，卧床 7～10 d 后，可活动膝部，但应防止屈曲超过 90°；其他血管移植术后一般卧床 1 周，应注意避免移植血管受压及吻合口的扭曲撕裂，不能过早离床活动，7～10 d 床上活动，10 天后床边活动，如厕时需使用坐便器。避免深蹲、屈髋、屈膝等。

2. 病情观察

(1) 生命体征观察：遵医嘱予心电监护，监测患者血压、心率等生命体征变化，给予持续低流量吸氧，维持 SpO_2 在 95%～100%，如有异常，及时汇报医生。

(2) 尿量观察：密切监测患者尿液的颜色、性质、量，记录 24 h 出入量；合理调节补液速度，控制尿量>30 mL/h，以确保充足的血容量。

3. 伤口和患肢护理

(1) 观察伤口有无出血、感染征象：若伤口有渗血、渗液，应及时更换敷料或微波烤灯照射；若伤口出血，应立即通知医生，找出原因及时处理；若有感染症状可遵医嘱使用抗感染药物。

(2) 密切观察肢体末梢血运情况：评估患者是否出现“6P”症，若患者出现患肢皮温凉，足背动脉搏动较术前减弱或消失等，应警惕血栓形成引起急性动脉闭塞，需及时告知医生，紧急做好术前准备，再次手术处理。

(3) 对于不配合、烦躁患者，予以约束带约束，以防过度牵拉伤口引起出血；约束期间，定时观察患者约束肢体末梢血运情况。

4. 常见并发症的观察及护理

(1) 吻合口假性动脉瘤

1) 原因：人工血管材料缺陷、人工血管感染、吻合口张力过大、吻合口缝合技术不佳、自体动脉变脆弱等。

2) 临床表现：吻合口出现搏动性包块，可闻及血管杂音，周围伴有红、肿、热、痛等。

3) 预防和护理：保持伤口敷料整洁，换药时严格执行无菌操作；观察伤口有无红、肿、热、痛等局部感染征象，评估患者有无畏寒、发热等全身感染表现以及血象变化，发现异常及时汇报医生；鼓励患者进食高蛋白、高维生素、高热量食物，加强营养管理，增强抵抗力。

(2) 出血、感染、血栓形成：参见第二章第二节大血管、周围血管疾病外科手术治疗护理常规术后护理中相关内容。

5. 饮食护理、用药护理、生活护理　参见第二章第二节大血管、周围血管疾病外科手术治疗护理常规术后护理中相关内容。

- **截肢术**

1. 伤口护理　保持伤口引流管通畅，做好导管固定，准确记录伤口的引流量及颜色；使用软枕抬高患肢，以减轻术后伤口张力；床旁备下肢止血带，如患肢残端出血严重可使用止血带止血，同时汇报医生，配合医生进行伤口缝合。

2. 活动指导　卧床期间指导患者健侧肢体行踝泵运动，术后 2～3 d 鼓励患者进行患肢锻炼，防止肌肉萎缩，促进肌肉生长。

3. 幻肢痛护理　主动向患者及家属讲解疼痛产生的原因，患者出现疼痛时指导其轻轻触碰残端，使其逐渐接受肢体已缺失的事实；做好心理护理，消除幻肢痛。

4. 常见并发症的观察及护理

(1) 出血

1) 原因：截肢术后患肢残端血管结扎线头滑脱。

2) 临床表现：肢体残端处出血，患者出现心慌、血压下降等表现。

3) 预防和护理：监测患者生命体征，密切观察患肢残端的敷料渗血、渗液情况，发现异常及时汇报医生。如患者截肢术后残端出血，遵医嘱给予止血带止血，同时协助医生进行伤口缝合；监测患者如血红蛋白、红细胞计数、血小板计数等实验室指标，必要时遵医嘱予以输血治疗；关注患者心理变化，消除患者紧张情绪。

(2) 伤口感染

1) 原因：截肢术后因创伤应激、机体抵抗力下降、伤口出血等发生伤口创面感染。

2) 临床表现：伤口周围出现红、肿，伴体温高、伤口出现异常渗液等症状。

3) 预防及护理：术后保持伤口敷料整洁，严格执行无菌操作；观察伤口周围有无红、肿、热、痛等局部感染征象，患者有无畏寒、发热等全身感染表现以及血象变化，发现异常及时汇报医生；鼓励患者进食高蛋白、高维生素、高热量饮食，加强营养管理，增强抵抗力。

(3) 急性动脉血栓形成：参见本节术后护理中腔内手术经皮球囊扩张成形术、支架植入、斑块旋切术相关内容。

5. *病情观察、饮食护理、用药护理、生活护理*　参见第二章第二节大血管、周围血管疾病外科手术治疗护理常规术后护理中相关内容。

【出院护理】

1. *用药指导*　遵医嘱定时、定量服用抗凝、祛聚药物，告知患者及家属用药过程中观察有无出血倾向，如口腔黏膜、牙龈、胃肠道、泌尿系统或脑出血表现。建议患者使用软毛牙刷；避免口腔直接进食坚果类食物。必要时可进行相关凝血指标的检查。

2. *饮食指导*　进食低盐、低糖、低胆固醇、高纤维素饮食；多食新鲜水果和蔬菜；多饮水，以防深静脉血栓的形成。

3. *运动锻炼*　适量运动，例如慢走、打太极等，以促进血管弹性恢复及侧支循环建立。股动脉处支架植入的患者，指导其尽量少做深蹲动作，防止支架变形。

4. *行为护理*　严格戒烟、戒酒，养成良好生活习惯。

5. *足部护理*　参见本节入院护理中相关内容。

6. *截肢护理*　残端术后1～2周内避免接触冷水，如果伤口出现渗血、渗液，应及时联系医生，加强随访。出院后期注意进行残端肢体的功能锻炼。

第三章 胸外科疾病护理常规

第一节 胸外科疾病护理常规

【入院护理】

1. 呼吸道准备 患者入院后遵医嘱给予清洁呼吸道、解除气道痉挛、抗感染等治疗。要求患者术前戒烟至少 4 周以上，指导有效咳嗽、深呼吸，必要时雾化吸入协助排痰。

2. 术前检查 指导患者完善相关术前检查，如胸部增强 CT、血常规生化等。提前告知检查前应注意的事项，如胃镜、气管镜、增强 CT 需禁食、水。

3. 功能锻炼

(1) 踝泵运动：指导踝泵运动方法，预防术后深静脉血栓形成。

(2) 床上抬臀：指导床上抬臀方法，以促进术后胃肠蠕动，预防压力性损伤。

(3) 肢体功能锻炼：指导患侧肢体功能锻炼方法，预防术后因机体不能正常活动而产生肌肉萎缩、关节僵硬等症状。

4. 基础疾病控制 对于有糖尿病病史的患者需监测血糖，控制血糖在正常范围内；有高血压病史的患者监测血压，避免术前血压过高影响手术。

5. 术前评估 对患者进行跌倒、皮肤、营养、血栓等项目的高危因素筛查，并落实相应干预措施。

【术前护理】

1. 过敏史评估 询问患者过敏史情况，必要时遵医嘱行药物过敏试验。

2. 自身准备 为防止切口感染，术前 1 d 指导患者清洗全身，根据手术部位进行备皮，复核手术部位标识完整、正确，指导患者将贵重物品，如首饰、手表、钱物及取下的活动义齿、眼镜等交予家属保管。

3. 胃肠道准备 无胃肠动力障碍患者术前禁食 6 h，禁饮 2 h；术前 2～3 h 可遵医嘱服用碳水化合物饮品(糖尿病患者除外)，量不超过 400 mL。

4. 非语言交流训练 指导患者掌握非语言交流方法，如口渴、疼痛、有痰等简单生活需求的手语表达方式，以便术后呼吸机辅助治疗期间的需求表达。

5. 疼痛护理 术前进行充分的疼痛评估，包括生理和心理疾病、慢性疼痛病史、既往疼痛治疗用药及效果等，并可遵医嘱予口服或静脉运用镇痛药，达到全身预防性镇痛的目的。术前指导患者掌握疼痛评估方法，便于术后患者准确进行自我评估。

6. 重点内容健康教育

（1）常见引流管：详细介绍术后常见引流管的作用及配合要点，使患者初步了解留置的管道，减轻焦虑。

（2）术后常见问题：介绍术后常见问题，如口渴、疼痛、胃肠道反应、咳嗽的发生机制和应对方法等，便于患者正确应对术后不适症状。

（3）早期活动方案：告知患者术后早期恢复性运动锻炼是防止术后肺部并发症的重要手段，讲解早期下床活动方式，预先开展患侧肢体和肩部运动。

（4）饮食调整要求：根据术后饮食要求详细讲解具体饮食注意事项。

7. 心理护理　倾听患者主诉，介绍成功案例，增强诊疗信心。

【术后护理】

1. 监测生命体征　密切观察生命体征变化，做好监护记录。

2. 体位护理　术后无低血压等禁忌证时取半卧位，保持床头抬高 30°～45°。

3. 管道护理　术后各引流管妥善固定，保持在位通畅，防止扭曲、打折、堵塞或脱出，密切观察引流液的颜色、性质、量，及时倾倒并做好记录。

4. 胸腔闭式引流护理　术后常规留置胸腔闭式引流管以引流胸腔内积气、积液，做好相应的护理。

（1）保持引流通畅：① 予半卧位，床头抬高 30°，水封瓶液面低于胸腔 60 cm 左右，以利引流；② 每 30～60 min 挤压引流管 1 次，以防纤维血块堵管；③ 鼓励咳嗽，以利肺复张；④ 观察水封瓶的水柱是否随呼吸上下波动，无波动时应检查管道通畅情况。

（2）维持一定的负压：胸瓶内的负压是靠调压管浸入水面的长度维持，因此，须及时添加调节瓶内的水，保持调压管在水面下的长度，维持负压吸引的有效性。

（3）妥善固定：胸腔引流管须妥善固定，定时检查伤口处缝线，防止脱落。床边固定时伤口端保留一定长度，给患者活动的余地。搬运和换瓶时用 2 把大止血钳夹住导管，防止液体和空气倒流入胸腔，引发逆行感染和气胸。

（4）观察和记录胸腔引流液的颜色、性质、量：① 引流出血性液体＞200 mL/h 且连续 3 h 以上或＞500 mL/h，经药物治疗无效，应考虑为活动性出血，提前做好开胸止血的术前准备。引流液过多时应仔细记量，反复甚至持续挤压引流管；② 引流液呈暗红色且渗血缓慢，可能为静脉系统渗血；引流液为鲜红色，不断从引流管涌出，引流管温热，并随血压增高而加重出血，可能为小动脉出血，应尽早开胸止血；③ 引流液虽不多，但经大量输血后，循环症状仍不见好转，血压下降，中心静脉压下降，应考虑有内出血的可能。

（5）拔管护理：引流液＜50～100 mL/d，无渗血倾向，胸片显示肺膨胀良好或无明显漏气即可拔管。对于脓胸患者，脓液引流量＜10 mL 时再拔管。做好拔管时的配合工作：拔管时嘱患者尽量深吸气屏住，快速拔出导管，立即用准备好的垫有凡士林油纱布的敷料堵住和覆盖伤口，24 h 内注意观察患者的呼吸情况及局部有无渗血、渗液和漏气，做好相应处理。

5. *伤口护理*　观察伤口情况，有无渗血、渗液，及时给予换药处理。

6. *疼痛管理*　加强疼痛控制，定时评估伤口疼痛情况，对于可能引起患者疼痛的治疗和操作进行多模式、多学科的联合镇痛管理，控制患者疼痛程度在 3 分以内(长海痛尺)。

7. *活动护理*　督促患者早期下床活动，促进肺的复张和胃肠功能的恢复，预防深静脉血栓的发生。术后 24 h 内进行第 1 次下地活动，给患者制定细化量化的活动方案，并指导帮助患者。活动期间，观察患者生命体征、管路情况、注意安全防护。

8. *预防深静脉血栓形成*　在无禁忌情况下，所有患者均采用 VTE 基础预防措施，如早期活动，避免脱水等。Caprini 血栓风险评估为低危(1～2 分)时，予以机械预防，如遵医嘱穿抗血栓袜；评估为中危(3～4 分)时，遵医嘱予药物预防和(或)机械预防；评估为高危(≥5 分)时，遵医嘱予药物预防联合机械预防；在使用药物预防前需评估出血风险，如存在出血风险，则采取机械预防，血栓风险高危患者一旦出血风险降低或消失，立即加用药物预防。

9. *高危因素评估*　正确评估患者高危风险因素，落实相应护理措施。

10. *皮肤护理*　术后早期指导床上抬臀运动，缓解臀部皮肤压力，针对患者的情况预防性使用气垫床、水垫或减压敷料，预防压力性损伤的发生。

11. *心理护理*　耐心倾听患者主诉，讲解疾病相关知识，提供心理支持。

12. *并发症的观察及护理*　做好并发症的观察，及时发现并对症处理。

(1) 胸腔出血

1) 原因：手术创面大；凝血机制障碍渗血。

2) 临床表现：胸腔引流液呈鲜红色血性、量多，患者有烦躁不安、皮膜黏膜苍白、末梢湿冷、脉搏快而细速、血压下降、尿量减少等血容量不足的表现。

3) 预防和护理：严密观察心率、血压、SpO_2 和呼吸的变化，观察患者神志、皮肤黏膜、末梢等情况；保持胸腔引流管通畅，定时挤压、防止血凝块阻塞管道；观察胸腔引流液的颜色、性质、量，并做好记录，若出血量＞200 mL/h 且连续 3 h 以上或＞500 mL/h，引流液呈鲜红色，有血凝块，同时伴有心率增快、血压下降，提示有活动性出血的可能，须通知医生紧急处置，建立并保持静脉通路，遵医嘱予止血及补充血容量等措施。

(2) 肺部感染

1) 原因：免疫力低下引起的继发性感染；术中感染或引流管留置时间过长；术侧剩余肺叶组织未充分复张。

2) 临床表现：最常见为发热、胸闷、气促、咳嗽、咳痰、呼吸困难等。

3) 预防和护理：加强消毒隔离制度，严格无菌操作，治疗操作前后严格执行手卫生消毒；严密监测术后体温、血常规及胸片的动态变化；做好基础护理，如口腔、会阴护理；加强呼吸功能训练，鼓励深呼吸、有效咳嗽，加强拍背和四肢活动，协助早期下床活动；做好高热的护理，病情允许情况下，鼓励大量饮水；预防继发性感染，早期合理使用抗生素；进行痰、咽部的细菌培养和药敏试验，多次送检，以便及时发现感染部位及细菌种类。

(3) 肺不张

1) 原因：术后切口疼痛致呼吸受限；术中关闭胸腔前未充分吸痰膨肺；气管插管时间较长；术前长期吸烟、合并慢性支气管炎、年老体弱等；术前未重视肺功能锻炼。

2) 临床表现：症状因肺不张的范围、严重程度和病因有所不同。轻症患者无明显不适感，典型患者可有呼吸困难、发绀、胸痛、心慌等症状。胸片提示肺未完全复张。

3) 预防和护理：术前应尽早戒烟，进行肺功能锻炼，有呼吸道感染者应用抗生素控制呼吸系统炎症；术中插管轻柔，减少对肺组织的挤压，加强呼吸道的管理，定时吸痰膨肺，尽量缩短手术时间，手术结束时，充分吸痰膨肺；术后协助患者尽早活动，在不影响咳嗽反射的前提下适量应用镇痛药物，鼓励患者有效咳嗽及深呼吸，定时翻身叩背，充分排出痰液，遵医嘱给予抗感染药物、地塞米松、糜蛋白酶等药物雾化吸入，使用支气管扩张药、祛痰药，以利痰液咳出。

(4) 心律失常

1) 原因：与缺氧、出血、疼痛、水电解质及酸碱紊乱有关；术前有心血管疾病史的术后更易发生。

2) 临床表现：心悸、胸闷等症状或查体时发现心率快慢不齐、脉搏短绌、心音强弱不等。

3) 预防和护理：术前完善对心肺功能的评估；术后加强生命体征监测，必要时使用心电监护，及时纠正、处理心律失常，遵医嘱给予抗心律失常药物，减少心律失常持续时间；术后常规进行镇痛；加强容量管理；加强营养物质摄入，监测电解质变化，预防因电解质紊乱引发的心律失常。

(5) 呼吸衰竭

1) 原因：术前合并慢性支气管炎；术前肺通气功能状况较差；手术时间长、切除范围大及复杂程度高；术中出血；术后呼吸道感染。

2) 临床表现：呼吸困难或呈加剧趋势伴有烦躁不安、呼吸急促，并有血压下降、心率减慢或 SpO_2 下降、PaO_2 急剧下降。

3) 预防和护理：术前戒烟、积极锻炼呼吸功能；减少术中出血、减轻手术创伤；术后有效镇痛、合理应用抗生素；协助咳痰无力者进行有效咳嗽、咳痰，必要时行纤维支气管镜吸痰；避免输入过多液体从肺血管进入肺间质；$PaO_2 < 60$ mmHg，呼吸频率 > 30 次/min，面罩吸氧流量 > 6 L/min，经解痉、吸痰等措施对呼衰症状无改善者，立即行呼吸机辅助呼吸治疗。

【出院护理】

1. *活动与休息*　指导患者合理休息，保持生活规律，出院后视病情进行适度活动，活动量不宜过大，多做患侧肢体上抬、外展运动，以防肌肉萎缩、关节僵硬。根据自身耐受度逐渐增加活动量，术后 3 个月内避免剧烈活动和重体力劳动，患侧上肢避免拎、搬、提重物，3～6 个月后可逐渐恢复正常的工作与生活，但须注意劳逸结合。

2. *行为指导*　建立良好生活方式，饮食规律，戒烟限酒。

3. *伤口管理*　指导患者出院后定期换药，常规伤口每 3～5 d 换药 1 次，评估伤口愈合状况，如有红、肿、热、痛等异常问题应及时就医。告知患者伤口轻度瘙痒属于正常现象，避免抓挠。出院后 2～3 周可拆除胸管处伤口缝线，拆线后仍须保持伤口周围清洁、干燥。待敷料撤除后穿全棉内衣，避免摩擦伤口。

4. *疼痛管理*　告知患者出院后仍将有一段时间存在伤口疼痛问题，但不应影响活动、睡眠等日常生活，如疼痛剧烈可遵医嘱服用镇痛药物。

5. *随访指导*　一般出院后 1 周复查胸片、血常规、血生化检验等，关注有无胸腔积液；出院后 1 个月，再次复查患者恢复状态，为医生制定下一步诊疗方案提供病史资料。

第二节　食管、贲门肿瘤护理常规

食管肿瘤（esophageal tumors，ET）主要分为食管良性肿瘤和食管癌。食管良性肿瘤有很多类型，最常见的是平滑肌瘤，可为多发性，但大多数患者预后良好。食管癌是发生在食管上皮组织的上消化道恶性肿瘤。早期食管癌症状不明显，吞咽粗硬食物时可能偶有不适，如胸骨后烧灼样、针刺样或牵拉摩擦样疼痛。中晚期的典型症状为进行性吞咽困难。贲门癌又称食管胃结合部癌，是肿瘤中心处于食管-胃解剖交界上下 5 cm 区间以内并累及食管胃结合部的肿瘤，病理类型一般为腺癌，其表现除食管癌类似症状外，还可能出现上消化道出血，表现为呕血或柏油样便。手术治疗是食管、贲门肿瘤首选的治疗方法。

一、常见手术方式及适应证

1. *内镜下黏膜剥脱术*　适用于早期食管癌患者，借助于胃镜做黏膜剥脱术。该手术方式具有方便简单和损伤性小的特点，可以有效清除食管黏膜存在的病变。但远期疗效相对较差，且有较高的复发可能性。

2. *根治性切除术*　适用于：① Ⅰ、Ⅱ期和部分Ⅲ期食管癌患者；② 放疗后复发，无远处转移，一般情况能耐受手术者；③ 身体状况相对较好，心肺功能正常的患者。该手术可通过钝性剥离或内翻剥脱、消化道重建、食管吻合等方式彻底清除食管存在的病变。消化道重建的部位因肿瘤的位置差异而有所不同，食管下段癌的吻合口部位通常在主动脉弓上，而食管中段或上段癌吻合口则多选择颈部。消化道重建中最常用的食管替代物是胃，也可根据患者个体情况选择结肠或空肠。各种术式的选择取决于患者的病情和肿瘤的位置。此种手术方式创伤相对较大，术后恢复期较长。

二、护理常规

【入院护理】

1. 饮食护理　指导患者半流质饮食，避免煎、炸等刺激性食物，以免引起肿瘤破裂造成出血。

2. 营养评估　入院后进行营养风险评估，了解患者是否存在营养不良问题。尽早进行营养干预有助于改善患者术后各项营养指标，促进术后康复，减少并发症的发生。

3. 呼吸道准备、术前检查、功能锻炼、基础疾病控制、术前评估　参见第三章第一节胸外科疾病护理常规入院护理中相关内容。

【术前护理】

1. 饮食宣教　告知患者术后需禁食一段时间，并将采用肠内和肠外联合营养方式保证能量供给，缓解患者因禁食而导致的焦虑。

2. 消化道准备　行结肠代食管手术患者术前1天应遵医嘱给予肠道清洁准备。

3. 改善睡眠　患者术前通常会因为担心手术效果和预后情况，导致明显的情绪低落和睡眠障碍。告知患者术前良好的睡眠质量有助于缓解术后早期疼痛，促进患者早期进食、下床活动和尽早拔除胸腔引流管，并有利于改善近期生活质量。指导患者放松心情，必要时遵医嘱使用助眠药。

4. 过敏史评估、自身准备、非语言交流训练、疼痛护理、健康教育、心理护理　参见第三章第一节胸外科疾病护理常规术前护理中相关内容。

【术后护理】

1. 口腔护理　禁食期间关注口腔状况，加强口腔护理，保持口腔清洁。

2. 营养护理　食管手术后早期需禁食5～7 d，禁食期间通常使用肠外联合肠内营养补充能量。术后第1天遵医嘱采用肠外营养治疗，护理要点有：选择中心静脉为输注途径，输注期间每小时挤压1次营养袋，预防胰岛素沉积引起血糖变化，控制输注速度，密切关注患者血糖、血钾等指标变化，避免引发血糖异常、电解质紊乱等并发症。术后早期肠内营养可以促进胃肠道功能恢复，也更符合生理功能。护理要点有：在开始肠内营养前应确认管道在位通畅，并先行滋养性喂养(定义为10～20 kcal/h，或不超过500 kcal/d)，选用肠内营养泵控制营养液的温度与速度，一般从60 mL/h开始逐渐加量，温度控制在39～41℃。对可耐受的患者，可尽快达到目标喂养量。肠内营养期间采用生理盐水20 mL每4 h冲管1次，并密切观察有无腹胀、腹泻、营养管移位、堵塞等并发症发生。对于行肠内营养的危重症患者，应尽早纠正低蛋白血症，减少抑酸药和口服钾制剂的应用。

3. 伤口护理　严密观察颈部、胸部和腹部切口渗出情况，如局部出现红肿、疼痛、脓性渗液等征象，提示出现切口感染、裂开及吻合口瘘问题。应立即汇报医生对症处理并加强观察。

4. 饮食护理

(1) 食管及贲门术后 5～7 d,根据胃肠功能的恢复及术中吻合口张力、血供情况而决定进食时间。自少量饮水起,逐步过渡至流质、半流质饮食,少量多餐。

(2) 恢复经口进食后,指导患者避免睡前进食和躺平进食,进食后务必慢走或端坐 30 min,防止反流,裤带不宜系过紧,进食后避免低头弯腰等动作。

(3) 指导患者进食高蛋白、高维生素、低脂、少渣饮食,并观察进食后有无梗阻、呛咳、疼痛、呕吐、腹泻等情况。若发现以上症状应暂停饮食。

5. 并发症的观察及护理

(1) 吻合口瘘

1) 原因: 手术缝合操作不当;术后吻合口张力过大;吻合口血运不良;术后感染、营养不良、低蛋白血症等。

2) 临床表现: 颈部吻合口瘘局部表现为切口肿胀、皮肤发红、触之压痛,局部皮下积气感,有波动感,全身感染症状较轻;胸内吻合口瘘症状严重,主要为急性感染和胸腔积液的表现,如发热、气短、心悸、呼吸困难、胸闷和胸痛等。

3) 预防和护理: 禁食,给予胃肠减压,以减少消化液漏入胸腔;行胸腔闭式引流,保持通畅,促进肺复张;遵医嘱积极控制感染;营养支持,联合应用肠外和肠内营养。

(2) 胸腔积液

1) 原因: 术后乳糜胸、吻合口瘘等。

2) 临床表现: 咳嗽、胸痛、呼吸困难。少量积液时可有胸膜摩擦音,典型的积液体征为患侧胸廓饱满,呼吸运动减弱,叩诊浊音、语颤及呼吸音减弱或消失;中量积液时在叩诊浊音界的上缘有时可闻及支气管呼吸音;大量积液时气管向健侧移位。

3) 预防和护理: 按患者缺氧情况给予低、中流量的持续吸氧;大量胸腔积液致呼吸困难或发热者,应卧床休息,减少氧耗,以减轻呼吸困难症状;行胸腔穿刺抽液者应密切观察患者的血压、脉搏、面色等变化,防止休克;加强胸腔引流管的护理: 确保引流通畅,观察引流液的颜色、性质、量,如有异常立即通知医生进行处理。

(3) 胸腔出血、肺部感染、肺不张、心律失常、呼吸衰竭: 参见第三章第一节胸外科疾病护理常规术后护理中相关内容。

6. 监测生命体征、体位护理、管道护理、疼痛管理、活动护理、预防深静脉血栓形成、高危因素评估、皮肤护理、心理护理　参见第三章第一节胸外科疾病护理常规术后护理中相关内容。

【出院护理】

1. 照护者鼻饲操作指导　随着快速康复模式的应用,越来越多的患者携带鼻肠营养管出院,并维持鼻饲进食状态一段时间以提高营养水平。照护者的鼻饲操作水平直接影响患者的营养水平,出院前应采用现场示范、情景模拟等形式对照护者进行培训考核,并详细介绍鼻饲并发症的处理方法。

2. 饮食指导　饮食应少量多餐，不应等出现饥饿感才进食，视情况进食6～7次/d，餐后适当慢走，避免卧床，促进消化和排空。营养液的储存及运输过程中要保持合适的温度，开启后记录开启时间，未使用完的营养液在2～6℃的冰箱中可储存24 h，对于过期的营养液应避免使用，以免引起肠道症状或食物中毒反应。睡前2 h禁食，睡觉时尽量保持床头抬高15°，避免胃内容物反流。如进食后出现发热、恶心、呕吐或吞咽困难等症状应及时就诊。

3. 休息与活动指导　充分休息，避免疲劳，一般不宜做上半身剧烈活动。循序渐进，以不引起气喘、心悸、头晕等为指标。可适当进行有氧运动，如散步、慢跑、打太极拳等。鼓励患者进行功能锻炼，可做上肢抬举、过度伸臂、扩胸运动，内收或前屈上肢及内收肩胛骨等运动。

4. 行为指导　建立良好的生活方式，指导戒烟限酒，积极治疗食管慢性炎症。

5. 用药指导　患者出院后可口服非甾体类抗炎药或阿片类药物镇痛，但需注意长期用药的不良反应。鼓励患者定期到门诊随访复查，进行面对面疼痛评估，根据随访结果制定或调整镇痛方案。嘱患者遵医嘱服用雷贝拉唑等保护胃黏膜药物，抑制胃酸分泌。

6. 定期随访　遵医嘱定期随访，关注患者进食水平和营养状况。

第三节　肺肿瘤护理常规

肺肿瘤(lung neoplasms，LN)分为良性肿瘤和恶性肿瘤，良性肿瘤起源于支气管、肺实质或者脏层胸膜，恶性肿瘤起源于支气管黏膜上皮和肺泡，简称肺癌或支气管肺癌。早期一般无临床症状，中晚期表现为呼吸道症状，如咳嗽、咳痰、咯血、喘鸣、胸闷、气急、胸痛等症状。治疗方法根据肿瘤位置、性质、个人身体状态等情况可选择外科手术，或是新辅助治疗模式，包含化疗、序贯化放疗、同步化放疗等联合治疗方式。

一、常见手术方式及适应证

1. 肺叶切除术　适用于Ⅰ、Ⅱ期及部分Ⅲ期肺癌；其他需行肺叶切除的恶性肿瘤；因病变靠近肺门、累及肺叶大部或整个肺叶而无法行病灶切除或肺楔形切除困难的良性病变。

2. 全肺切除术　适用于当肺叶切除不能达到肺癌根治切除效果，且患者的肺功能能耐受的中央型肺癌患者。

3. 肺段切除术　适用于：① 肺功能差或因其他严重合并症，而不能耐受肺叶切除术；② CT提示为肺内周围型非侵袭性病变，且病变直径≤2 cm，并具有以下任一特征：病理证实为单纯的原位腺癌；CT随访1年以上高度怀疑为恶性肿瘤，磨玻璃样成分≥50%；影像学检查证实肿瘤倍增时间≥400 d;肺周围型小包块患者。

4. 楔形切除术　适应证同肺段切除术。

5. 支气管成形术　适用于近端大气道内的低恶性肿瘤和支气管内的良性肿瘤,也可治疗支气管狭窄和修复创伤性支气管撕裂伤,及部分支气管肺癌患者。

6. 袖式肺叶切除术　适用于肺功能受损害,不能耐受全肺切除术的中央型肺癌患者。

二、护理常规

【入院护理】

参见第三章第一节胸外科疾病护理常规入院护理中相关内容。

【术前护理】

1. 抗感染用药护理　遵医嘱予以抗生素治疗,严密观察用药不良反应,如过敏反应、胃肠道反应和肝肾功能损害等现象;同时观察用药后效果。

2. 呼吸道管理　指导患者做深呼吸运动和有效咳嗽训练,正确使用呼吸功能训练器。术前合并哮喘、气道高反应、慢性阻塞性肺疾病的患者,围手术期使用吸入性糖皮质激素和支气管扩张剂。

3. 心肺功能评估　对于所有可能接受根治性手术的患者,如患者经往返步行试验后,步行≥400 m,或者经登楼试验,爬楼高度≥22 m 患者,术前评估为手术低风险患者。如患者经往返步行试验,步行<400 m,或者经登楼试验,爬楼高度<22 m,则推荐进行心肺运动功能试验。

4. 过敏史评估、自身准备、胃肠道准备、非语言交流训练、疼痛护理、健康教育、心理护理　参见第三章第一节胸外科疾病护理常规术前护理中相关内容。

【术后护理】

1. 关注心肺功能　术后需关注患者血液循环及呼吸等情况,特别是高龄和全肺切除术后患者,警惕短时间内摄入液体量过多造成循环负荷过重,诱发急性肺水肿,因此术后须控制液体量和补液速度。

2. 呼吸道管理　定期进行胸部体疗,拍背助咳痰,协助患者清除呼吸道分泌物,促进肺扩张。围手术期部分年老体弱、吸气流速极低的患者,或术后初期,因疼痛、无力、气道水肿等原因无法用力吸气的患者,遵医嘱予雾化吸入治疗和使用气道管理药物,如抗感染药物、吸入性糖皮质激素类药物、支气管舒张剂以及黏液溶解剂。

3. 饮食护理　指导患者进食高蛋白、高营养、高维生素、易消化饮食。因患者术后胃肠蠕动需逐步恢复,应多补充蔬菜、水果类富含维生素的食物,保持大便通畅。

4. 监测生命体征、体位护理、管道护理、胸腔闭式引流护理、伤口护理、疼痛管理、活动护理、预防深静脉血栓形成、高危因素评估、皮肤护理、心理护理、并发症的观察及护理　参见第三章第一节胸外科疾病护理常规术后护理中相关内容。

【出院护理】

1. 心理指导 耐心解释治疗的安全性和有效性，鼓励患者多参加有益于身心健康的集体活动，转移注意力，鼓励患者之间的交流，调整情绪，以积极的心态面对疾病，缓解焦虑心理。

2. 饮食指导 指导患者进食高蛋白、高营养、高维生素、易消化饮食。饮食宜少量多餐，一次进食不可过饱，避免加重心肺负担，宜进食粗纤维膳食，保持大便通畅，注意饮食卫生，忌暴饮暴食，戒烟限酒。

3. 生活指导 注意保暖，预防上呼吸道感染，生活中加强锻炼深呼吸和腹式呼吸，可采用吹气球或者使用呼吸训练器巩固肺功能恢复状况。术后1个月可恢复轻体力劳动。

4. 随访指导 鼓励患者坚持戒烟，术后3年内每3～6个月随访1次，第4、5年每6个月随访1次，5年以上每年随访1次，随访内容包括相关病史采集、常规体格检查、胸部CT等，前3年建议每年复查胸腹部增强CT。

5. 活动与休息、伤口管理、疼痛管理 参见第三章第一节胸外科疾病护理常规出院护理中相关内容。

第四节 纵隔肿瘤护理常规

纵隔肿瘤即指纵隔内组织结构肿瘤性改变的统称，有良性和恶性之分，不同部位的纵隔肿瘤，通常起源不同。前纵隔肿瘤：多为胸腺来源的肿瘤，称为胸腺瘤。另外，还包括部分畸胎瘤。中纵隔肿瘤：常见的是心包囊肿、气管囊肿、支气管囊肿，甚至有部分淋巴瘤。后纵隔肿瘤：常见为神经源性肿瘤。纵隔肿瘤无特殊临床特征，主要取决于肿瘤的位置、性质、大小和有无合并感染，多因其他疾病或健康查体时X线检查而发现，临床表现可有：胸闷、胸痛、咳嗽、声音嘶哑、气急或下咽梗阻等症状。

一、常见手术方式及适应证

1. 纵隔肿瘤切除术 有微创或开胸手术方式，适用于肿瘤未明显侵犯大血管、气管、食管、心包、肺组织、椎管且无生长；既往无肺结核、胸膜炎或者手术病史；胸膜未出现增厚、粘连等情况；无严重心肺功能障碍、凝血功能障碍，能够耐受单肺通气的患者。

2. 胸腺切除术 适用于诊断明确的非侵袭性胸腺瘤或重症肌无力患者。

二、护理常规

【入院护理】

1. 评估患者有无周围脏器受压症状 如心脏、大血管受压的心悸、上腔静脉梗阻症状，表现为上肢、颈部、面部水肿；肿瘤侵犯胸膜腔、心包和肺，出现胸腔积液、心包积液；压迫喉返神经，出现声音嘶哑等；有无合并重症肌无力症状，如眼睑下垂、吞咽困难等。

2. 呼吸道管理 评估患者呼吸状况，对于有胸闷、胸痛或有呼吸道炎症的患者，遵医嘱给予吸氧、镇痛和抗感染处理。

3. 饮食护理 观察患者进食状态，有无饮水呛咳、吞咽困难等现象，对于咀嚼无力或吞咽困难者，以半流质、流质饮食为宜；如呛咳明显，无法进食者予以鼻饲饮食，饮食注意高热量、高蛋白且富含营养。

4. 用药护理 对于肌无力症状明显患者严格遵医嘱定时给予抗胆碱酯酶药，常用的如溴吡斯的明、吡啶斯的明等，并严密观察用药后反应。

5. 安全防护 护士应加强巡视，嘱家属 24 小时陪护，特别嘱肌无力患者动作不应过快，预防跌倒、坠床等风险的发生。

6. 术前检查、功能锻炼、基础疾病控制、术前评估 参见第三章第一节胸外科疾病护理常规入院护理中相关内容。

【术前护理】

1. 药物治疗 对于口服药物效果不佳、肌无力显性发作、全身型肌无力患者，尤其是有吞咽困难、咳嗽无力等症状时，应遵医嘱行免疫球蛋白冲击治疗。

2. 呼吸道管理 参见第三章第三节肺肿瘤护理常规术前护理中相关内容。

3. 过敏史评估、自身准备、胃肠道准备、非语言交流训练、疼痛护理、健康教育、心理护理 参见第三章第一节胸外科疾病护理常规术前护理中相关内容。

【术后护理】

1. 呼吸道管理 根据患者病情持续或间断吸氧，严密观察呼吸状况、SpO_2 情况，协助叩背咳痰，保持呼吸道通畅，必要时吸痰，预防因无力咳痰导致呼吸困难。

2. 饮食护理 关注患者进食状态，术后遵医嘱予高热量、高蛋白、易消化的流质或半流质饮食，预防因摄入不足引发电解质紊乱和心律失常。

3. 肌无力护理 合并重症肌无力的患者密切观察肌力情况，严格遵医嘱服用抗胆碱酯酶药，若发生毒性反应如呕吐、腹痛等，可用阿托品拮抗；若发现肌无力加重、瞳孔缩小、出汗、肌束颤动或大小便失禁等则为胆碱能危象的表现，是由于抗胆碱酯酶药物过量引起，应立即停药，确保呼吸道通畅，积极做好抢救准备。

4. 并发症的观察及护理

(1) 心律失常：参见第三章第一节胸外科疾病护理常规术后护理中相关内容。

(2) 肌无力危象

1) 原因：胆碱酯酶抑制剂剂量不足；感染。

2) 临床表现：呼吸困难、无力、烦躁及胸闷气短、发绀、气管内分泌物增多而无力排出致严重低氧，重者可引起急性呼吸衰竭。

3）预防和护理：术后应对其实施心电监护、吸氧，保持呼吸道通畅，严格执行无菌操作，以预防呼吸道感染发生；通过应用化痰药物、拍背、雾化吸入等方式，协助有效排痰；按医嘱正确使用抗胆碱酯酶类及肾上腺皮质激素类药物，对心率慢、分泌物多者适当使用阿托品；按时定量服药，不能经口给药者可经留置胃管内给药；严密监测术后血常规及胸片的动态变化；必要时床边备气管插管、吸引器等急救设备。

5. 监测生命体征、体位护理、管道护理、伤口护理、疼痛管理、活动护理、预防深静脉血栓形成、高危因素评估、皮肤护理、心理护理　参见第三章第一节胸外科疾病护理常规术后护理中相关内容。

【出院护理】

1. 饮食指导　指导患者进食高蛋白、高维生素、高热量饮食，以补充营养和减少糖皮质激素治疗的不良反应。咀嚼无力或吞咽困难者，以流质或半流质饮食为宜，并在药物生效后小口缓慢进食。给予患者充足的进食时间，勿催促和打扰患者进食。

2. 活动与休息指导　平时注意保暖，避免感冒，保证足够的睡眠，生活有规律，避免劳累，加强术侧肢体功能锻炼，平时可散步、打太极拳等，症状明显妨碍日常生活时，注意预防肌无力危象的发生，发生危象时应绝对卧床休息。

3. 用药指导　胸腺瘤合并肌无力患者应严格遵医嘱服用抗胆碱酯酶药，必须按时服用，吞咽困难者应在餐前 30 min 口服，不可随意停药或减量。警惕由于抗胆碱酯酶药物过量引起的胆碱能危象，出现不适时应立即停用抗胆碱酯酶药物，确保呼吸道通畅，必要时就医治疗。

4. 随访指导　通过胸部增强 CT 监测术后复发情况，同时进行相关病史采集和体格检查。患者术后 2 年内每 6 个月随访 1 次，之后每年随访 1 次，持续 5 年，若胸腺瘤则持续 10 年。

第五节　气胸护理常规

气胸（pneumothorax）是指气体进入壁层及脏层胸膜之间致胸腔内积气的状态。根据肺压缩程度不同，可以分为少量气胸（肺压缩＜30%），中等量气胸（肺压缩 30%～50%）以及大量气胸（肺压缩＞50%）。发生气胸时，可采取胸腔闭式引流术进行排气，对于胸腔闭式引流术后持续漏气超过 1 周的患者需行手术探查。

一、常见手术方式及适应证

胸腔镜或者开胸肺大疱切除术　适用于经保守治疗仍持续漏气（持续漏气时间＞1 周）或痊愈后再次发作的患者；胸部高分辨 CT 明确的肺大疱等疱性病变；对单侧发作的原发自发性气胸患者，如 CT 检查同时发现对侧肺大疱存在，为避免术后对侧发生气胸的患者；继发自发性气胸患者由于年龄大，肺部基础病变复杂，应慎重选择微创手术方式。

二、护理常规

【入院护理】

1. 休息与卧位护理　气胸患者急性发作期应绝对卧床休息，避免屏气、用力咳嗽等增加胸腔内压力的活动，取半卧位。

2. 胸腔闭式引流护理

（1）通过观察患者深呼吸、咳嗽时胸瓶内水柱波动、气泡溢出的多少，评估肺漏气的程度。0级为无漏气发生；Ⅰ级：用力咳嗽时出现漏气表现；Ⅱ级：轻咳或者深呼气末出现漏气表现；Ⅲ级：平静呼吸时气末即可出现漏气表现。

（2）其余参见第三章第一节胸外科疾病护理常规术后护理中胸腔闭式引流护理相关内容。

3. 呼吸道管理　根据患者的缺氧严重程度选择适当的吸氧方法和氧流量，保证患者SpO_2＞90％，对于无低氧血症者也可考虑给予吸氧以促进气胸的吸收。教会患者正确的咳嗽排痰方法。痰液黏稠不易咳出时根据医嘱应用祛痰药及雾化吸入，保持气道湿化和做好拍背咳痰的护理，必要时行负压吸痰。鼓励患者做深而慢的呼吸，进行周期性的深呼吸可防止呼吸道闭塞和吸入分泌物导致的气管远端阻塞。

4. 心理护理　指导患者保持情绪平稳以减少耗氧量，必要时可遵医嘱予镇静药物。

5. 饮食护理　鼓励患者适当多饮水，进食清淡、易消化和富含粗纤维饮食，保持大便通畅，必要时使用开塞露或缓泻剂。

6. 术前检查、功能锻炼、基础疾病控制、术前评估　参见第三章第一节胸外科疾病护理常规入院护理中相关内容。

【术前护理】

参见第三章第一节胸外科疾病护理常规术前护理中相关内容。

【术后护理】

1. 监测生命体征　特别是SpO_2和呼吸的变化。

2. 肺功能锻炼　如无多发性肺大疱患者应鼓励多进行深呼吸、轻咳和吹气球练习，以促进受压萎陷的肺组织扩张，加速胸腔内气体排出，促进肺尽早复张。但应避免持续剧烈的咳嗽。

3. 定期复查胸片　了解胸腔内有无气体残存。一旦出现突发性胸痛，感到胸闷、气促时，可能为气胸复发，应立即汇报医生。

4. 拔除胸腔引流管护理　观察胸腔引流管拔除指征，如胸腔引流管无气体溢出1～2 d，患者气促症状消失，予夹管24 h后胸片示肺已全部复张，则可拔管。

5. 并发症的观察及护理

（1）持续肺漏气

1）原因：手术切口缝合不良；胸膜腔压力增高，使气体排入皮下。

2）临床表现：患者神志清楚，突发颜面、颈部和胸壁肿胀，伴有胸闷气短不适，呼吸困难，按压皮肤有捻发音及握雪感。

3）预防和护理：胸管与水封瓶紧密连接并加以低负压持续吸引，各衔接口（包括皮肤切口处）无漏气，无松脱，水封瓶液面及水柱波动良好，维持引流系统密闭；观察引流液的颜色、性质、量，保持引流通畅；予半坐卧位，床头抬高 30°～45°；予氧气吸入 3～4 L/min，氧疗在改善缺氧的同时还能加快纵隔及皮下气体的吸收；定时翻身，防止气肿部位受压，合理指导患者进行正确有效咳嗽、咳痰及深呼吸锻炼，使进入腔内气体及液体排出，促进肺复张；避免剧烈咳嗽、用力屏气等动作，以免引起气道内压力增高而促使气胸加重。

（2）饮食护理：参见本节入院护理中饮食护理相关内容。

（3）胸腔出血、肺部感染、肺不张、呼吸衰竭：参见第三章第一节胸外科疾病护理常规术后护理中相关内容。

6. 体位护理、伤口护理、疼痛管理、活动护理、预防深静脉血栓形成、高危因素评估、心理护理　参见第三章第一节胸外科疾病护理常规术后护理中相关内容。

【出院护理】

1. 心理指导　告知患者高喊、大笑等激动行为是气胸的诱发因素，因此需保持心情愉快，情绪稳定。

2. 饮食指导　养成良好的饮食习惯，多食蔬菜、水果等粗纤维食物，保持大便通畅。

3. 行为指导　自发性气胸往往与吸烟相关，且吸烟增加气胸的复发风险，故对于气胸患者应推荐戒烟。患者剧烈咳嗽、打喷嚏、屏气、抬举重物等用力过度常为气胸的诱发因素，应尽量避免。气胸未完全缓解时应避免重体力活动及乘坐飞机，禁止进行潜水、跳水活动。注意保暖，预防上呼吸道感染，防止因感冒剧烈咳嗽而引发气胸。气胸痊愈后，1 个月内避免剧烈运动，避免抬举重物，避免屏气。

4. 用药指导　患者出院后遵医嘱可对症服用镇痛、止咳、化痰药物，但需注意长期用药的不良反应。

5. 随访指导　气胸治疗后 2～4 周均应返院复查胸片或胸部 CT 以评估疗效及发现潜在的肺部疾病。自发性气胸治疗后应重视对患者的健康宣教和复查随访，应随访直至气胸完全吸收，有呼吸困难等症状时应及时随诊。

第六节　终末期肺疾病围手术期护理常规

终末期肺疾病是指肺部疾病进展到最末期，肺部功能严重受损且无法逆转的疾病状态。主要包括慢性阻塞性肺疾病、肺源性心脏病、间质性肺疾病、肺动脉高压、肺性脑病、肺癌等。肺移植术（lung transplantation，LT）是用手术方法将同种异体的健康肺植入体内以取代丧失功能的病肺，是目前公认的多种终末期肺疾病最有效的治疗手段。本节主要介绍终末期肺疾病行肺移植术围手术期护理常规。

一、常见手术方式及适应证

肺移植受体的一般指征为：终末性良性肺疾病功能严重受损、内科药物和一般外科手术治疗无效、日常活动严重受限、预期寿命只有1～2年、没有其他重要脏器功能衰竭。禁忌证为不能控制的肺部或者肺外感染；过去2年中有恶性肿瘤病史；其他重要脏器存在严重功能障碍；严重的冠状动脉疾病或者心力衰竭；严重的胸廓或者脊柱畸形；未戒烟；药物或者酒精依赖；未解决的心理疾病或者不能配合治疗；人类免疫缺陷病毒感染；活动性乙肝或者丙肝等。

1. *单肺移植* 此种手术方式相对来说比较容易，手术时间短，体外循环时间也较短。但移植后由于血液大多流向压力较低的移植肺，容易出现通气/血流比例失调。不能耐受双肺移植的老年患者更适合单肺移植。

2. *双肺移植* 适用于双侧肺化脓症，如囊性纤维化或支气管扩张，移植的指标是第1 s用力呼气容积(forced expiratory volume in one second，FEV_1)＜30％，$PaCO_2$ 升高，需要吸氧，经常住院来控制急性肺感染，不能维持体重。相对年轻的慢性阻塞性肺病患者(年龄＜50岁)，特别是继发于 α_1 -抗胰蛋白酶缺乏者。特发性肺高压患者单肺移植后围手术期管理相对困难，因此也有很多人主张进行双肺移植或者心肺联合移植。

二、护理常规

【入院护理】

1. *环境准备* 保持病室干净整洁，每日定时开窗通风，紫外线空气消毒2次/d，30～60 min/次。限制探陪人员，减少感染机会。

2. *营养支持* 拟行肺移植手术的患者多有长期营养不良、机体免疫力低下，营养不良会增加呼吸道感染的风险并累及免疫系统。因此，术前需全面评估患者营养情况，制订合理食谱，提供饮食指导，必要时给予静脉营养支持。

3. *心理护理* 耐心倾听患者及家属的诉说，根据具体情况给予详细解释和指导，讲解有关疾病、手术的基础知识，给予患者心理支持和鼓励。

【术前护理】

1. *物品准备* 准备好呼吸机、监护仪、输液泵、注射泵、血流动力学监测的插件、有创血压监测插件、抢救车、除颤仪、吸引器、约束带、听诊器、常规药品等，并进行消毒擦拭。

2. *多学科术前康复* 设立肺移植护理小组，详细了解患者病情和检验检查结果，针对患者的具体情况制定有针对性的围术期护理计划。

3. *术前宣教* 让患者了解术后康复的相关知识，使患者对移植手术有直观认识，消除疑虑和恐惧。

【术后护理】

1. *病室准备*　术后病房需要彻底消毒以减少感染机会。病室按层流要求准备，紫外线空气消毒，床单位、物品按要求消毒。病室门口设隔离带，提供保护性隔离措施。保持病室温度在 22～24℃，湿度在 50%～60%。

2. *体温管理*　定期监测体温，维持体温在 36.5～37.5℃。如体温过低应实施保温护理，采取升温措施，如加盖复温毯，待四肢末梢转暖后可撤去复温毯。

3. *呼吸道护理*　监测呼吸幅度、胸廓运动的对称性、有无发绀，做好气道监测与管理。机械通气使用过程中应观察疗效，做好气道护理，降低呼吸机相关性肺炎的发生。采用序贯式脱机，在有创呼吸机撤除后仍需进行适当的氧疗以缓解患者的氧合障碍。做好经鼻高流量氧疗和无创通气时的气道护理，使用时关注疗效和并发症。

4. *多重耐药菌感染防控*　定期的体温及肺部体征监测，正确采集呼吸道分泌物标本并及时送检，检查口腔有无溃疡、疱疹及白斑形成。遵医嘱使用抗菌药物，做好手卫生，落实感染防控措施，预防和控制多重耐药菌的传播。

5. *卧位与活动*　术后生命体征平稳后采取半卧位，抬高床头 30°～45°，拔除气管插管后应尽早下床活动。早期活动可促进血液循环，有利于伤口愈合，防止血栓形成，促进胃肠蠕动，防止腹胀、便秘。

6. *免疫抑制剂应用护理*　了解免疫抑制剂的使用方法和不良反应，注意观察用药反应，定期进行血药浓度监测。

7. *饮食护理*　恢复排气后进食。先进流质饮食，并逐渐改为半流质饮食、普食，少量多餐。给予高蛋白饮食，如鸡蛋、奶制品、鱼等优质蛋白食品。禁食提高免疫功能的食品及保健品，如木耳、香菇、红枣、蜂蜜、蜂王浆及人参等。

8. *并发症的观察及护理*

(1) 胸腔出血：参见第三章第一节胸外科疾病护理常规术后护理中相关内容。

(2) 肺再灌注损伤

1) 原因：由多种因素激活炎性细胞因子，进而作用于肺组织，导致肺泡破坏和血管通透性增高。原因包括供肺的冷保存、脑死亡、低血压、创伤、机械通气、肺部炎症及误吸等。

2) 临床表现：主要症状为进行性低氧血症，肺功能减退，可从气管内吸出大量水样液体。

3) 预防和护理：清理呼吸道，按需吸痰。限制液体，严格控制入量的速度和总量，保持负平衡。遵医嘱使用利尿剂，观察利尿效果，监测电解质变化，准确记录出入量。保持侧卧位，移植肺朝上，并加强胸部体疗。

(3) 感染

1) 原因：营养不良、免疫抑制剂应用、手术因素、供肺因素等。

2）临床表现：细菌性肺炎最常见，表现为体温升高、肺内分泌物增加、呼吸困难、SpO_2下降等症状。

3）预防和护理：密切关注体温变化，加强呼吸道护理。加强人工气道湿化以及雾化，促进呼吸道内分泌物的排出。做到有效排痰，吸痰过程中操作要轻柔，每次吸痰时间不超过 15 s，吸痰负压以不超过 50 mmHg 为宜，吸痰管的选择最好选用管径不超过气管内径的 1/2。严格执行消毒隔离制度，尽量避免无关人员与患者之间的接触，家属探视时要穿戴隔离衣，尽量避免与患者接触并控制探视时间。

（4）排斥反应

1）原因：淋巴细胞主导的血管和气道周围的炎症反应。

2）临床表现：主要表现为气短、轻度发热、胸片显示肺门周围间质浸润、低氧血症和白细胞计数增高。

3）预防和护理：关注患者精神状态及体温、脉搏、血压、体重等变化，移植区有无肿胀、疼痛主诉，化验指标中免疫抑制剂的血药浓度范围，移植器官生理功能检验指标值有无较大波动和异常，发现问题及时协同医生予以紧急处理。

9. 伤口护理、管道护理、疼痛管理、高危因素评估、皮肤护理、心理护理　参见第三章第一节胸外科疾病护理常规术后护理中相关内容。

【出院护理】

1. 饮食与用药指导　患者须终身持续、定时、定量服用免疫抑制药物，护士须讲解服药的重要性，使患者配合。如服药期间发生呕吐、腹泻等症状时要补足所服用剂量。油脂类食物会影响他克莫司的吸收，导致浓度不稳定，要求服药前 2 h、服药后 1 h 禁食。葡萄类和柚子类食物会成倍升高他克莫司药物浓度，不可食用。部分药物如黄连素、藿香正气相关制剂、五酯胶囊、唑类抗真菌药会升高他克莫司药物浓度，应遵医嘱使用。

2. 自我监护指导　指导患者每日填写移植术后观察表，包含以下内容。

（1）体温、血压：每日记录 2 次，以晨起、午睡后为主。

（2）尿量：分别记录日尿量、夜尿量及 24 h 总量。

（3）体重：每日定时测量体重，最好在清晨排便后、早餐前，穿同样衣服测量。

（4）他克莫司血药浓度监测结果：按日期记录随访时检测的血药浓度数值。

（5）服药种类和剂量：记录免疫抑制剂用量的增减。

3. 预防感染指导

（1）保持良好卫生习惯，加强口腔清洁卫生，防止口腔霉菌感染及齿龈增生，避免皮肤抓伤和感染。

（2）防止感冒，避免与传染病患者接触，不去人多拥挤的公共场所，外出时佩戴口罩。

（3）勿接近各种动物，如猫、狗、鸡、鸽等，以免感染细菌或寄生虫。

（4）做好食具的消毒，要吃新鲜食品，戒除烟酒嗜好。

（5）做好家居环境、用物的消毒。

4. 活动指导　根据患者出院时的状态制定个性化运动方案。移植后患者每日应适当活动，提高生活质量。活动量采取循序渐进的方式，不宜从事重体力劳动。手术后6个月一般可重返工作岗位。

5. 随访指导　术后3个月内建议每周复查1次，3个月后可每月复查1次，术后半年、1年各全面复查1次。第2年开始每2～3个月复查1次，此后最长复查间隔时间不应超过3个月。如果有突发问题，应随时就诊。

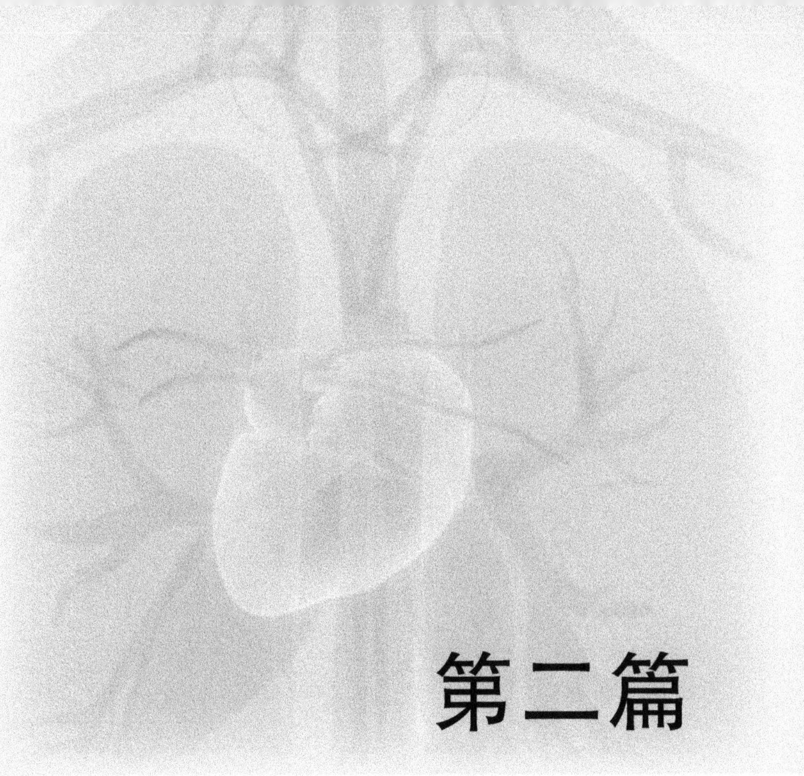

第二篇

应急预案

第一章　心血管疾病应急预案

第一节　高血压危象应急预案

【病情评估】

▶ 临床表现

（1）患者血压短期显著增高，收缩压≥180 mmHg，严重时舒张压≥120 mmHg，呼吸急促。

（2）出现靶器官损伤表现：① 心脏：急性左心衰竭，肺部可闻及湿啰音；② 神经系统：头痛、嗜睡、抽搐、昏迷；③ 肾脏：少尿、氮质血症、尿毒症；④ 眼底视网膜病变：出血、渗出和（或）视神经乳头水肿。

【应急预案】

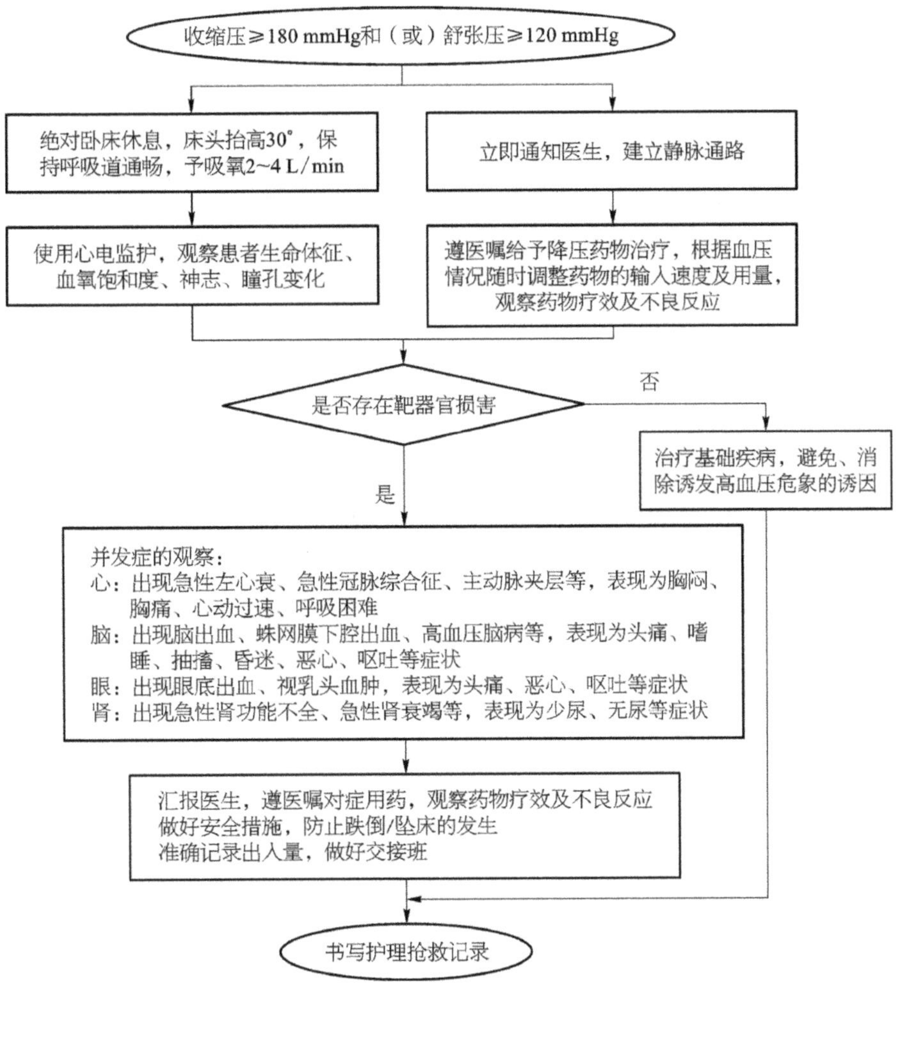

第二节　心绞痛发作应急预案

【病情评估】

▶ 临床表现

(1) 出现发作性胸骨后疼痛，疼痛部位为胸骨中上段，胸骨后，稍偏左并波及心前区，向左肩、左上肢内侧和颈、咽放射。

(2) 持续时间一般不超过 15 min，疼痛性质呈压榨性、憋闷性或窒息性。

(3) 部分患者出现心悸、面色苍白，恶心、呕吐，出冷汗、恐惧感，迫使患者停止活动。

【应急预案】

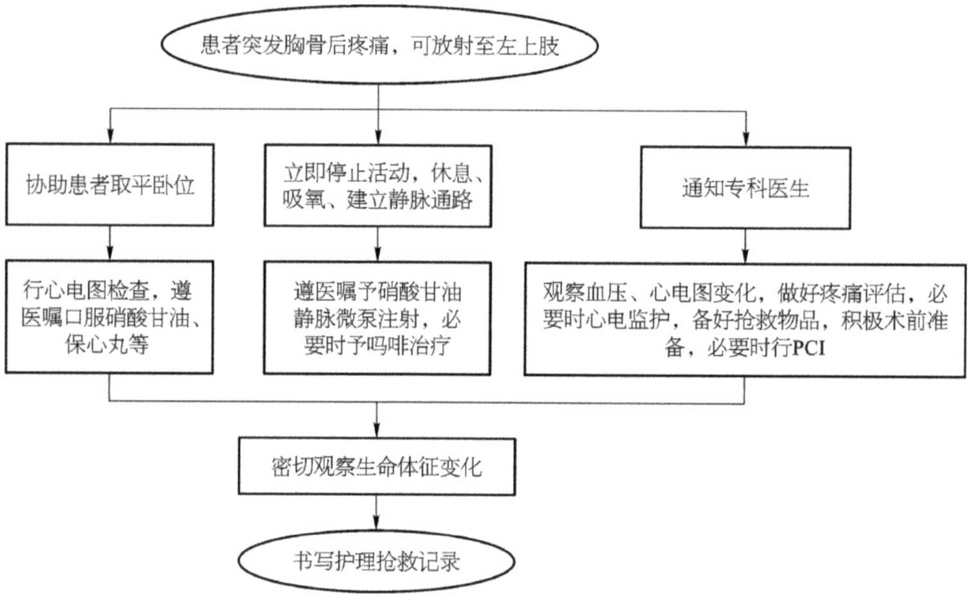

第三节　急性心肌梗死应急预案

【病情评估】

1. 临床表现

（1）全身表现：患者全身皮肤湿冷，烦躁不安、大汗和呼吸困难等。

（2）局部表现：① 胸痛：部位常为胸骨后或心前区，可向左肩部、下颌、颈部、肩背部放射，疼痛性质为压榨性疼痛，有濒死感，持续时间超过 10～20 min，舌下含服硝酸甘油片疼痛未缓解，少数患者可无胸痛；② 心律不齐，听诊心脏杂音和奔马律，肺部啰音；③ 部分患者可伴有恶心、呕吐。

2. 心电图评估　典型症状为 ST 段弓背向上抬高伴或不伴病理性 Q 波。超急性期心电图可表现为异常高大且两支不对称的 T 波。与既往心电图进行比较有助于诊断。

3. 血检验　高敏肌钙蛋白升高。

【应急预案】

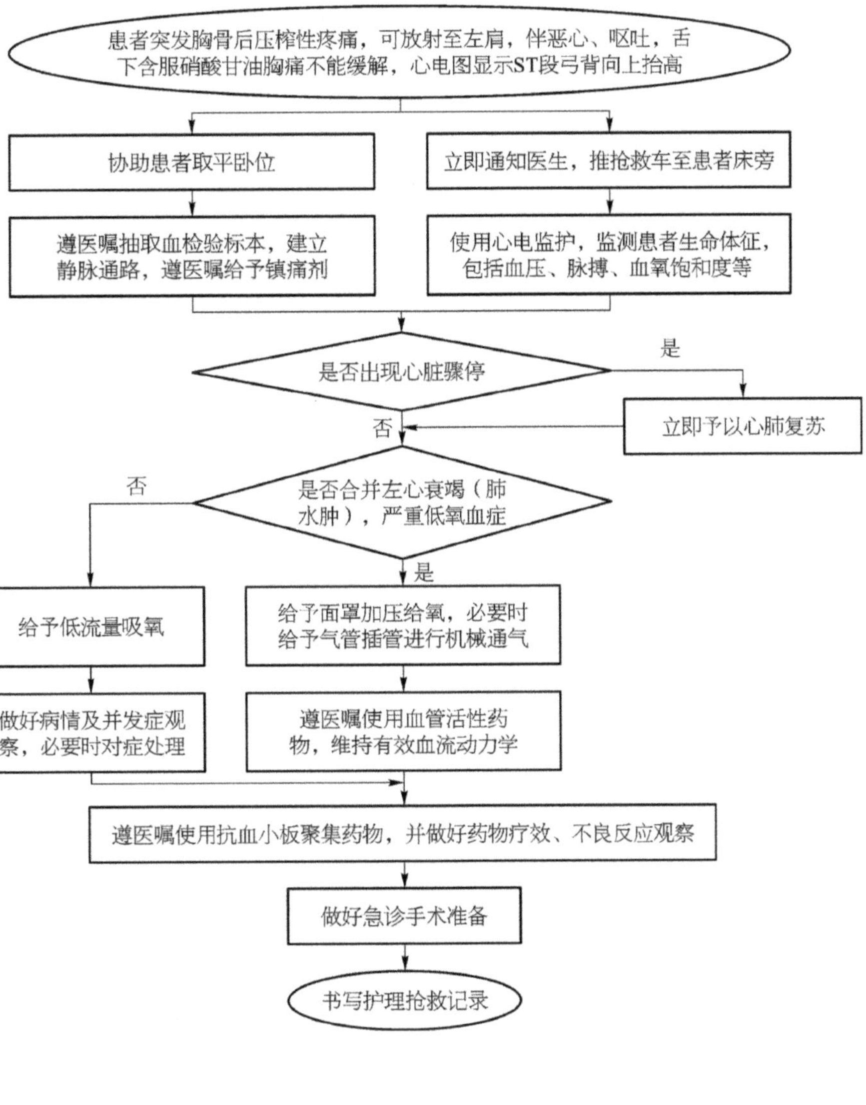

第四节 急性左心衰竭应急预案

【病情评估】

▶ 临床表现

(1) 全身表现：① 生命体征：急性心力衰竭患者早期血压可正常或升高，后期可出现血压降低，心率增快，脉搏不齐；② 情绪焦躁不安，活动乏力，劳力性疲乏；③ 休克表现：患者全身皮肤湿冷，尿量减少等。

(2) 局部表现：① 呼吸系统：呼吸困难、加深，频率加快，咳嗽、咳痰，痰液呈粉红色泡沫样；② 心血管系统：可出现颈静脉怒张，肝颈静脉回流征阳性；双肺布满湿啰音和哮鸣音，心尖部舒张期奔马律；③ 消化系统：恶心、呕吐、腹泻、食欲不振等。

【应急预案】

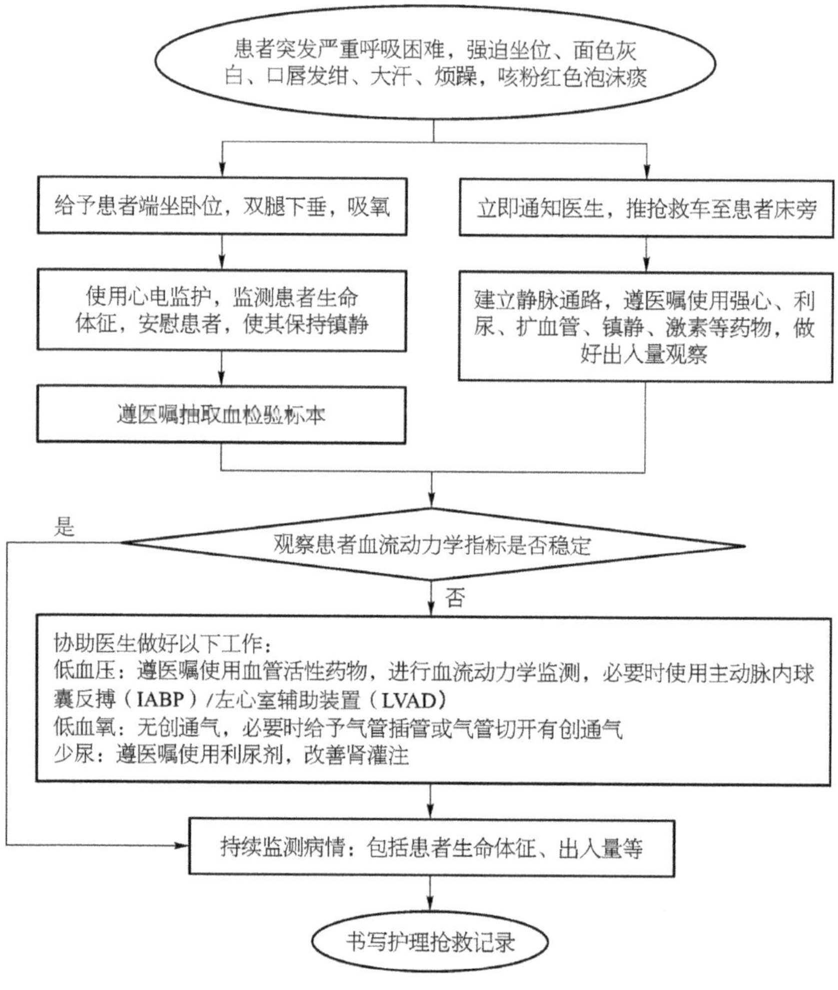

第五节　洋地黄中毒应急预案

【病情评估】

1. 临床表现

(1) 胃肠道反应：患者出现恶心、呕吐、食欲下降、腹痛、腹泻等症状。

(2) 神经系统症状：患者出现头晕、头痛、乏力、定向力丧失、精神错乱等，严重者出现谵妄、惊厥，甚至虚脱。

(3) 视觉改变：患者出现视物不清、黄视、绿视等症状。

2. 心电图评估　提示心律失常，可出现频发室性期前收缩、室性心动过速、房室传导阻滞等。

3. 血检验　血液地高辛浓度＞0.9 μg/L。

【应急预案】

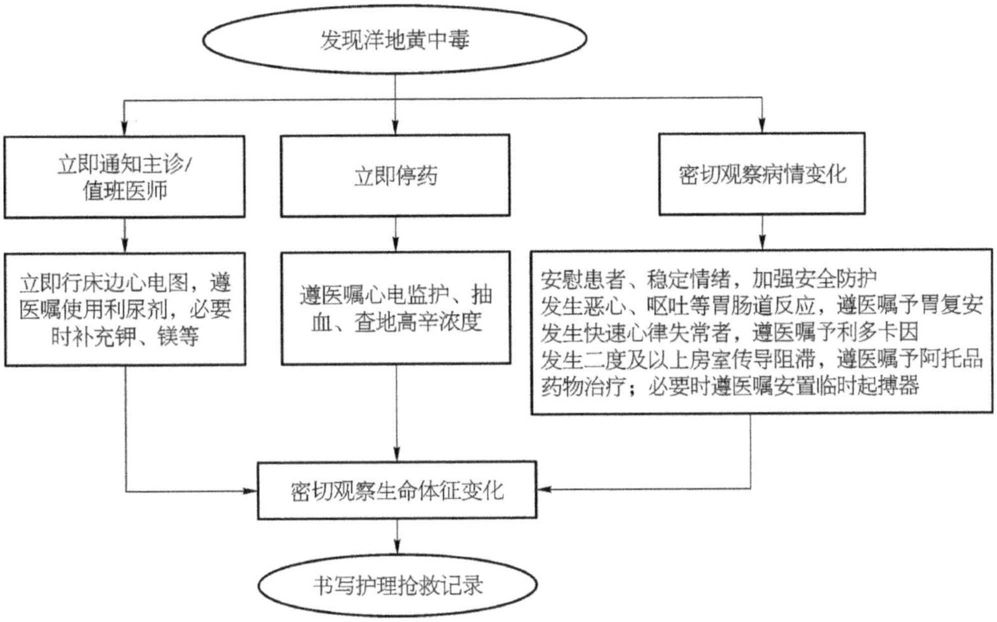

第六节　心脏压塞应急预案

【病情评估】

1. 临床表现

(1) 全身表现：患者出现胸闷、呼吸困难、烦躁不安、面色苍白、皮肤湿冷。

(2) 体征：① 出现奇脉；② 吸气时颈静脉怒张；③ 听诊心音遥远、心界扩大。

2. 床旁超声心动图　提示心脏外周液性暗区。

3. X线检查　心影扩大，心膈角变钝。积液量>250 mL时，心影呈烧瓶样改变。

【应急预案】

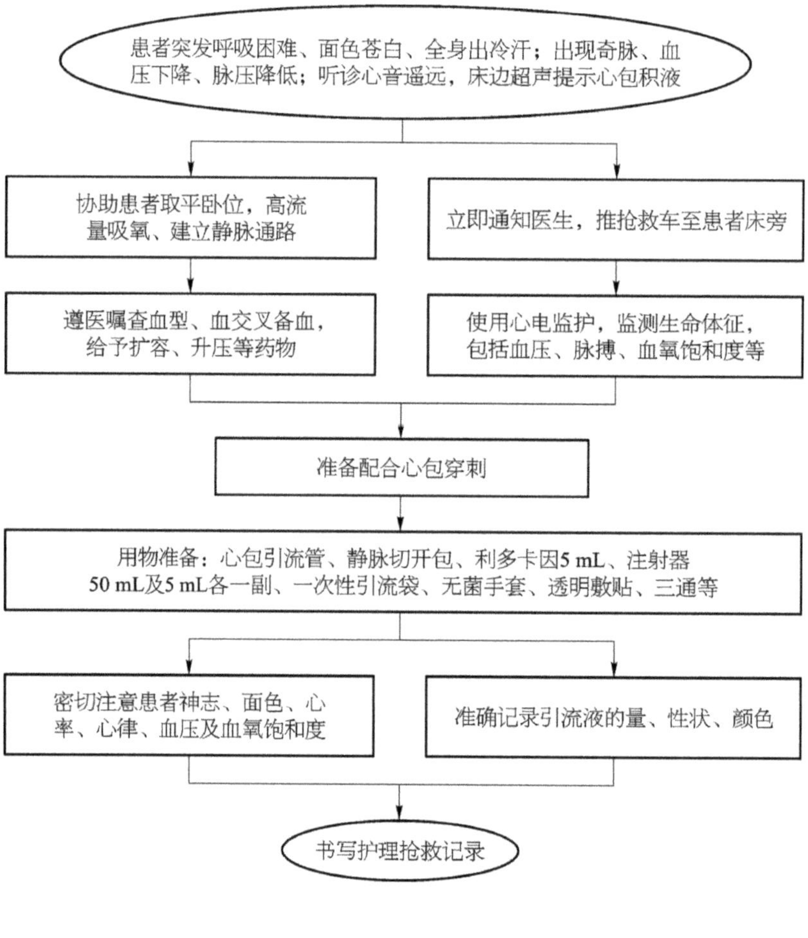

第七节　心脏骤停应急预案

【病情评估】

▶ 临床表现

(1) 意识评估：高声呼叫患者，轻拍肩部，患者无应答，确认意识丧失。

(2) 颈动脉搏动判断：食指、中指并拢触及患者气管正中(相当于喉结部位)旁开 2 指至胸锁乳突肌前缘凹陷处，判断颈动脉搏动是否消失。操作要求时间为 5～10 s。

(3) 呼吸评估：查看胸廓有无起伏，确认呼吸是否停止。

(4) 对光反射判断：查看患者瞳孔是否散大，对光反射是否减弱或消失。

【应急预案】

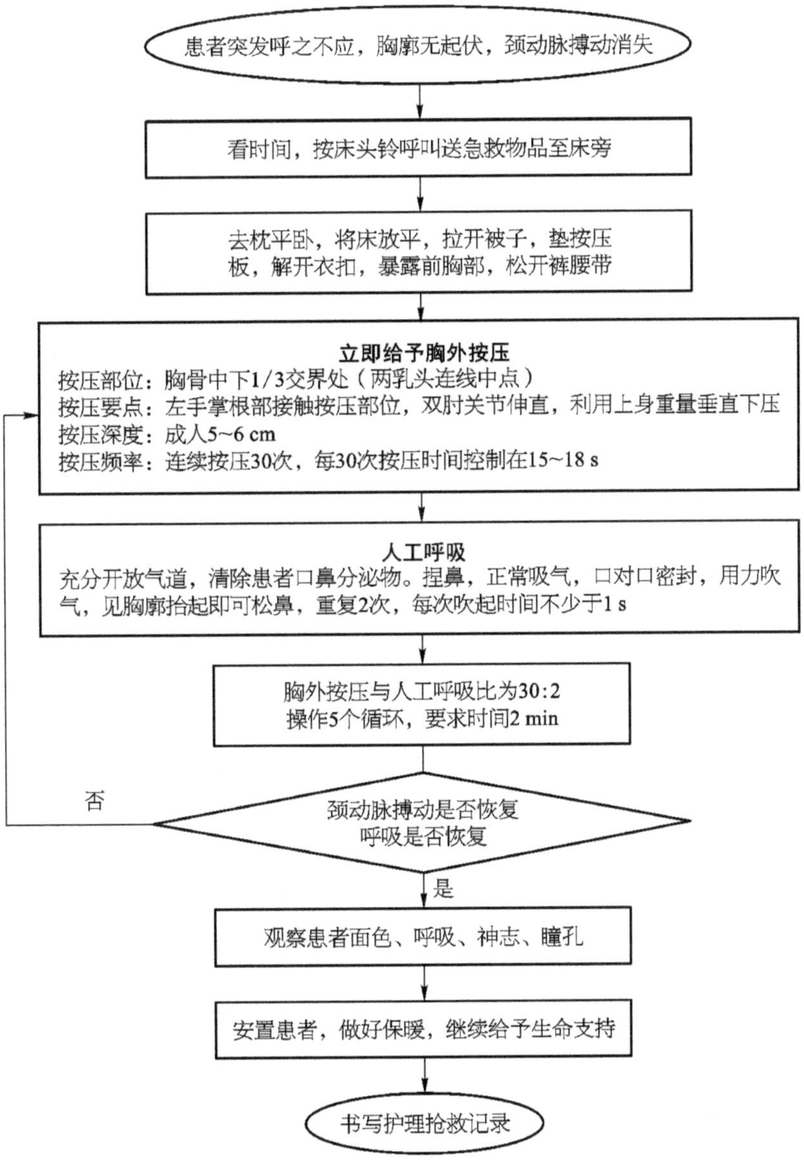

第二章　大血管、周围血管疾病应急预案

第一节　主动脉瘤（夹层）濒于破裂或突发破裂应急预案

【病情评估】

▶ 临床表现

（1）全身表现：① 生命体征：包括血压及心率波动。主动脉瘤（夹层）濒于破裂时血压升高、心率增快，一旦破裂出血，血压及心率快速下降；② 休克表现：患者全身大汗、四肢厥冷，伴口渴、烦躁等。

（2）局部表现：主要为疼痛。评估患者疼痛部位、持续时间、性质。疼痛是主动脉瘤（夹层）最常见的先兆症状，可能持续几秒钟或几小时；疼痛可位于胸背部或腰腹部，取决于瘤体破裂或扩张的部位；动脉夹层患者疼痛性质常为撕裂样疼痛。

【应急预案】

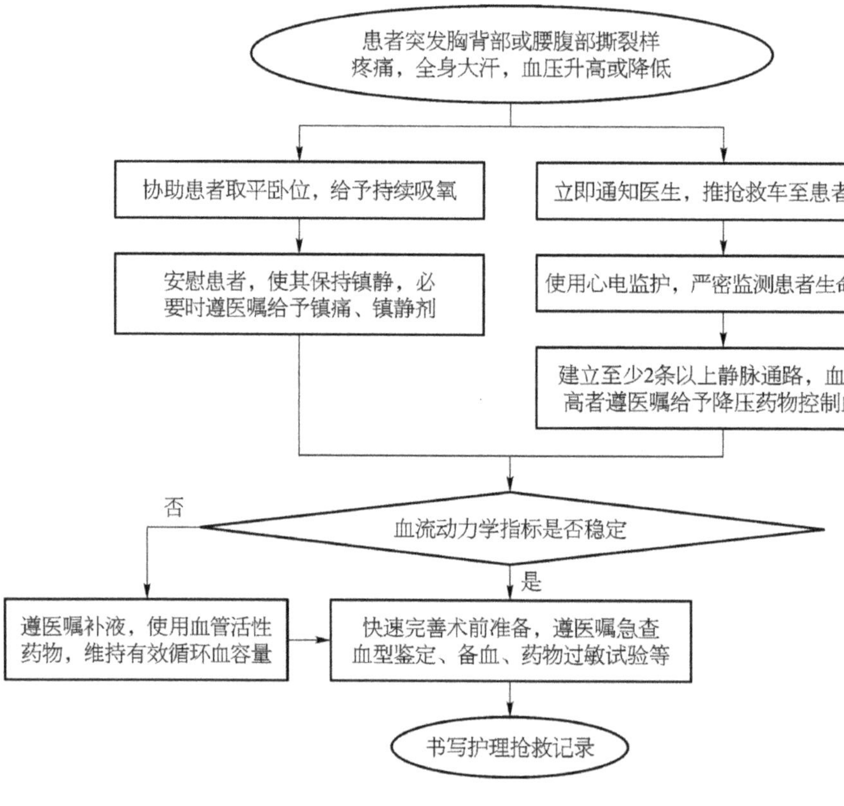

第二节 急性大出血(包括伤口、消化道)应急预案

【病情评估】

▶ 临床表现

(1) 引流管在短时间内引流出大量鲜红色血性液体，温热，引流量>100 mL/h 或呈持续增加趋势。

(2) 患者出现心率加快，初期血压无明显变化或略上升，失代偿期血压下降，中心静脉压(CVP)下降。

(3) 患者出现烦躁不安，面色苍白，皮肤湿冷，主诉口渴。

(4) 腹部手术者可主诉腹胀，查体腹部膨隆，叩诊移动性浊音，压痛、反跳痛，B 超显示大量积液。

(5) 患者伤口短时间内有大量鲜红色血性渗液，伤口敷料湿透，局部肿胀。

(6) 呕血或者黑便等消化道出血症状。

(7) 急查血常规或血气分析显示患者血红蛋白、血细胞比容呈急剧性下降。

【应急预案】

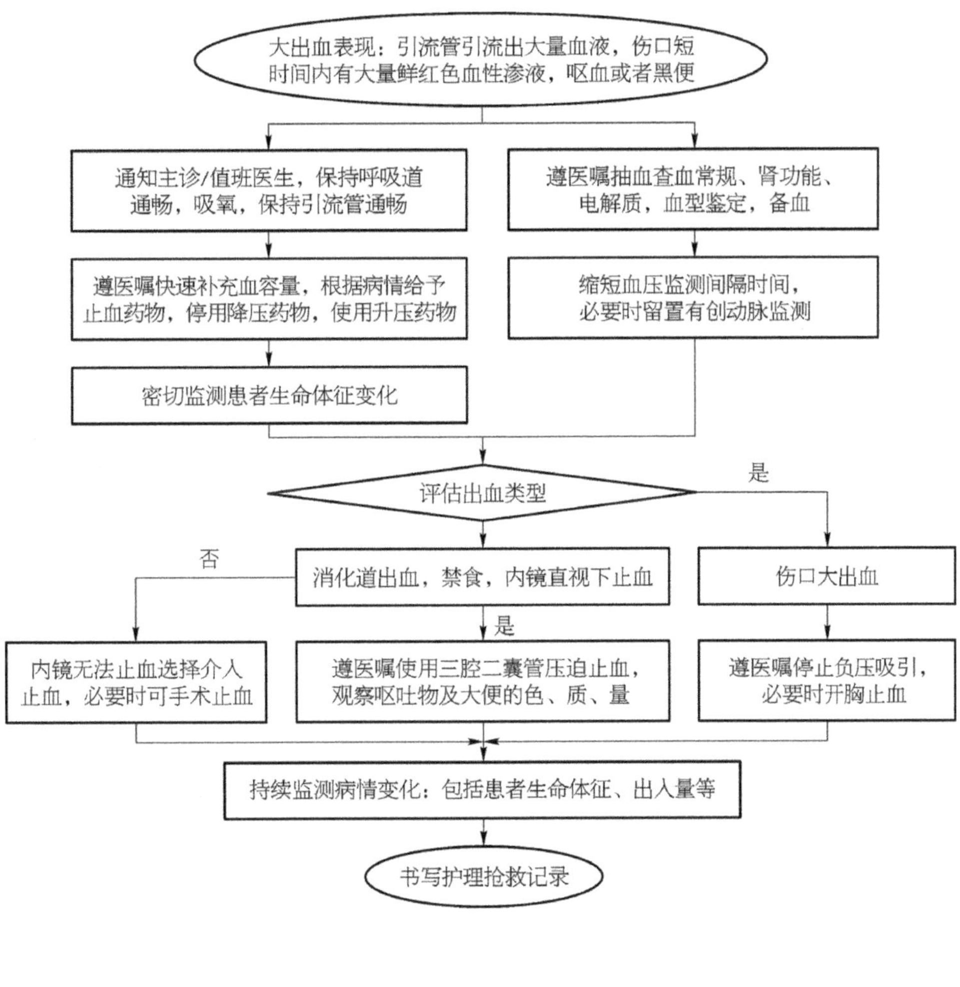

第三节 低心排血量综合征应急预案

【病情评估】

▶ 临床表现

心脏指数＜2.5 L/(min・m^2)伴有以下表现：

(1) 低血压：平均动脉压＜60 mmHg。

(2) 心动过速：心率＞90 次/min。

(3) 少尿：尿量＜1 mL/(kg・h)。

(4) 代谢性酸中毒：pH＜7.4、乳酸＞3.0 mmol/L、碱剩余＜－2。

(5) 混合静脉血氧饱和度(SvO_2)＜65%。

(6) 皮肤苍白，潮湿，肢体末梢湿冷。

(7) 肺瘀血，低氧血症。

【应急预案】

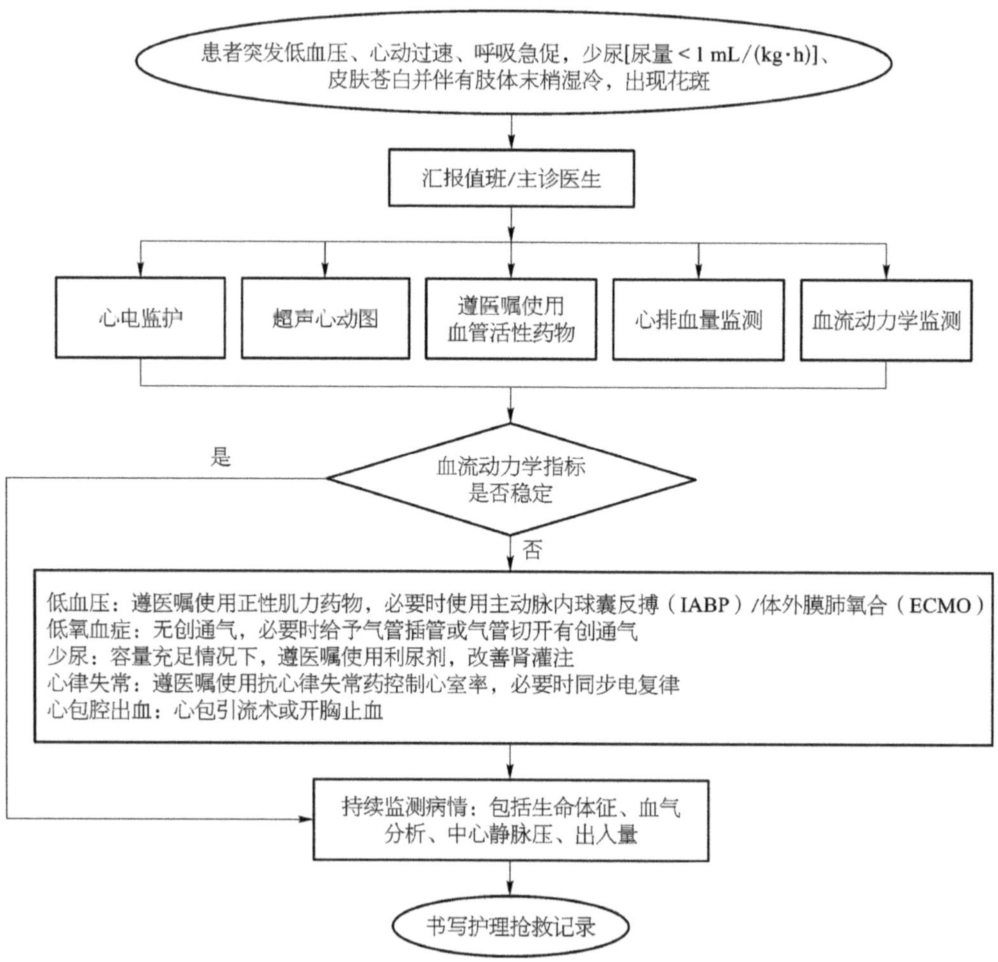

第四节　高钾血症应急预案

【病情评估】

▶ 临床表现

(1) 神经肌肉症状：早期患者感觉四肢及口周麻木，极度疲乏，肌肉酸痛，四肢苍白湿冷。严重者可出现吞咽、发声和呼吸困难以及四肢松弛性瘫痪，浅反射消失。中枢神经系统可表现为烦躁不安或神志不清。

(2) 心血管症状：高钾使心肌受抑，心肌张力减低，故有心动缓慢和心脏扩大，心音减弱，易发生心律失常，但不发生心力衰竭。心电图有特征性改变，且与血钾升高的程度相关。当血钾>5.5 mmol/L 时，心电图表现为 QT 间期缩短，T 波高尖对称，基底狭窄而呈帐篷状；血钾为 7～8 mmol/L 时，P 波振幅降低，PR 间期延长，以至 P 波消失。

(3) 其他症状：因为高钾血症的患者会出现乙酰胆碱释放的增加，所以会引起患者的恶心、呕吐以及腹痛的症状。

【应急预案】

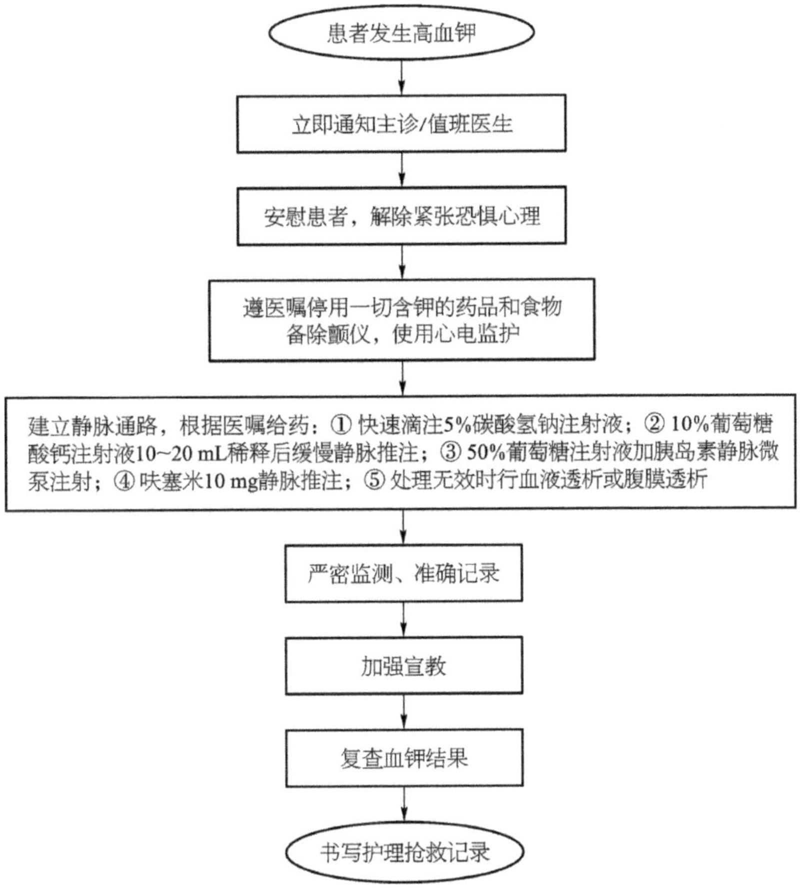

第五节　低钾血症应急预案

【病情评估】

▶ 临床表现

（1）神经肌肉系统：出现四肢柔软无力，逐渐延至躯干和呼吸肌，出现吞咽困难；累及呼吸肌时致呼吸困难或窒息；严重者出现软瘫、腱反射减弱或消失。

（2）消化系统：出现腹胀、恶心、呕吐、肠鸣音减弱或消失等肠麻痹症状。

（3）心血管系统：心电传导阻滞和节律异常：① T 波低平或倒置；② U 波增高；③ U 波和 T 波融合，呈现双峰 T 波；④ QT 间期延长；⑤ ST 段下移；⑥ 心律失常，表现为早搏、心动过速、室颤、室扑或心脏骤停。

（4）泌尿系统：① 多尿、夜尿；② 口渴、多饮；③ 蛋白尿、管形尿。

（5）代谢异常：① 代谢性碱中毒；② 细胞内酸中毒；③ 反常性酸性尿。

【应急预案】

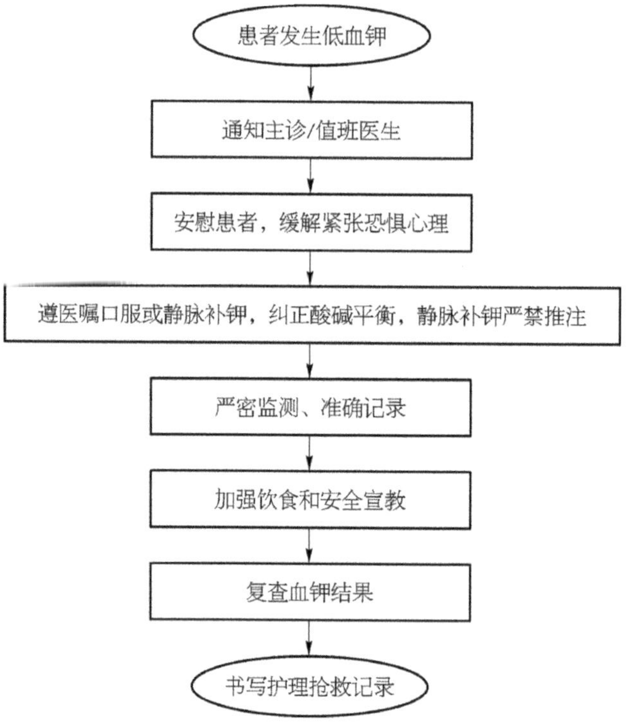

第六节　体位性低血压应急预案

【病情评估】

▶ 临床表现

(1) 长期卧床的患者，无体位改变的过渡，直接从卧位转变为坐位或直立位时，出现站立不稳、视力模糊、头晕和软弱无力等。

(2) 口服抗高血压药、镇静类药(氯丙嗪多见)、抗肾上腺素类药(妥拉苏林等)或其他扩血管药后突然直立，出现头晕、眼花、黑蒙等症状。

(3) 患有急性病导致失水过多或口服液体不足而发生头晕，视力模糊，大小便失禁，严重时会发生晕厥等。

【应急预案】

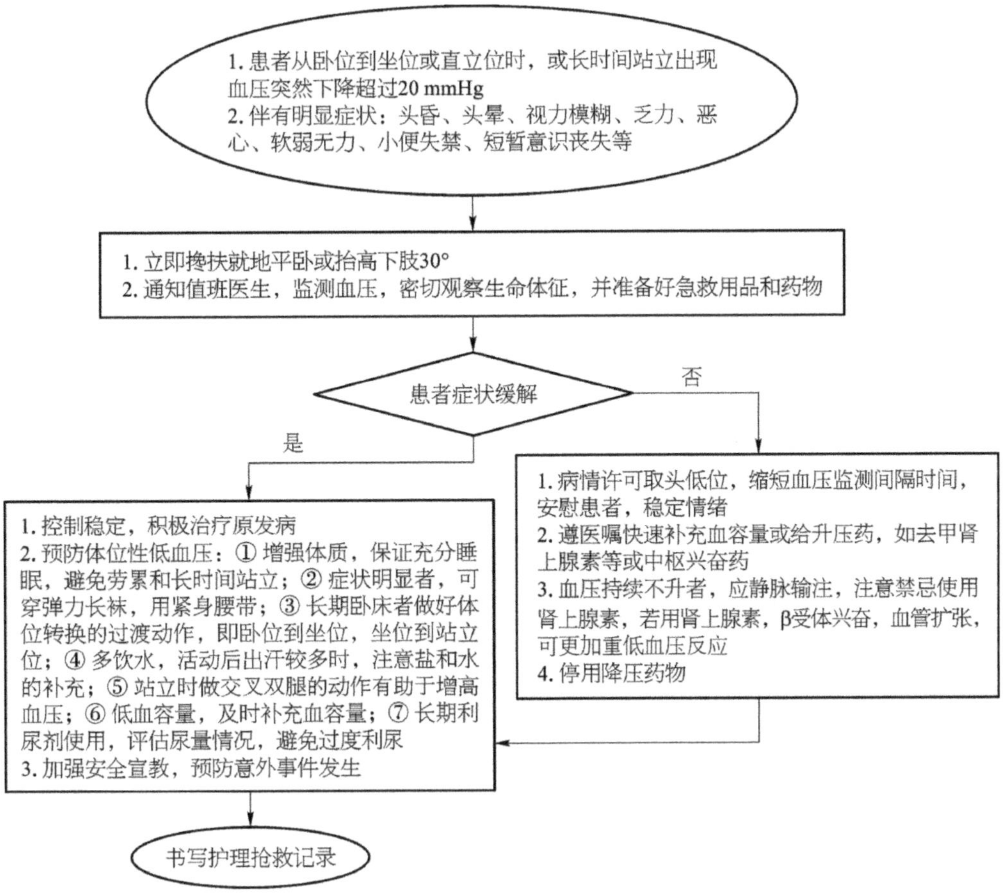

第七节　感染性休克应急预案

【病情评估】

▶ 临床表现

（1）初期出现烦躁不安、高热或皮肤湿冷，之后出现嗜睡、神情淡漠甚至昏迷。

（2）早期出现呼吸加深、加快，随着病情的进展呼吸逐渐变得浅而慢。

（3）患者的皮肤出现苍白、发绀或者花斑样发绀。

（4）患者的脉搏细速，在病情好转之后，脉搏的强度恢复会比较早。

（5）随着病情的进展，患者的尿量逐渐减少，甚至出现无尿。

【应急预案】

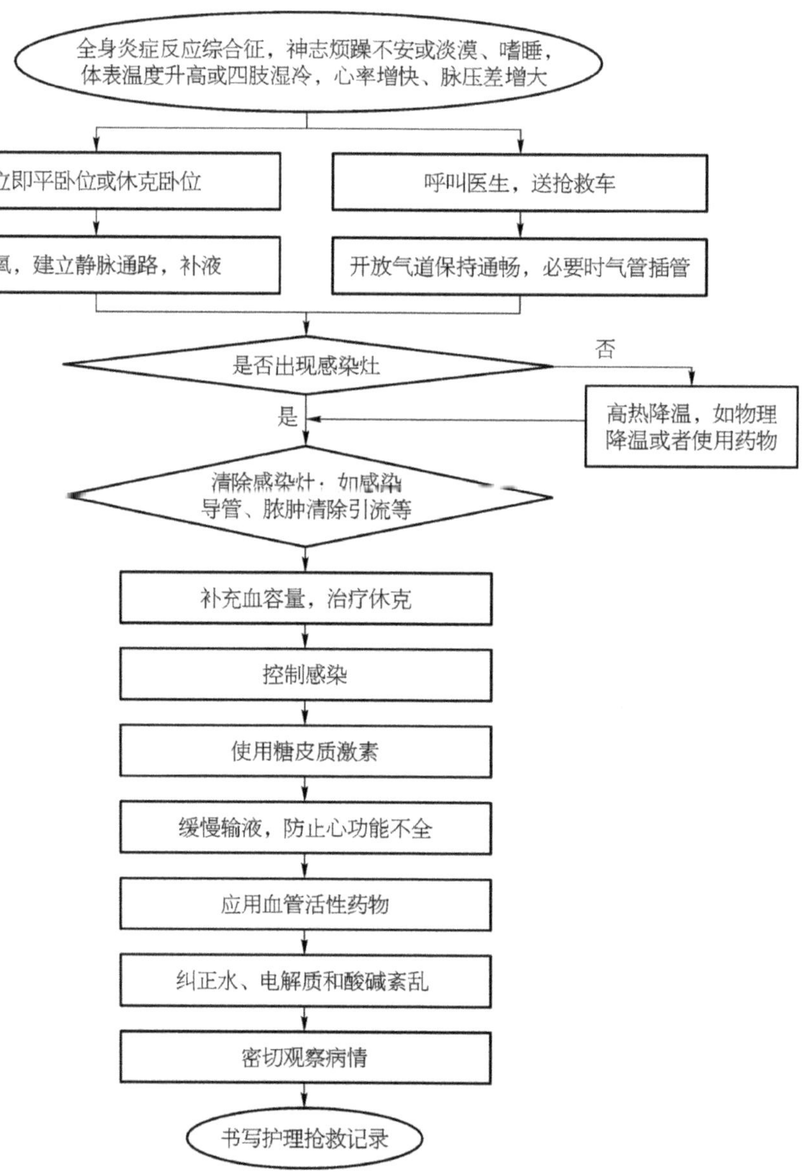

第八节　急性肺栓塞应急预案

【病情评估】

▶ 临床表现

(1) 全身表现：① 生命体征：出现血压下降、脉搏细速、体温升高(多数患者为低热，少数可出现高热)；② 烦躁不安、惊恐甚至濒死感，全身出冷汗等，部分患者可出现晕厥。

(2) 局部表现：① 呼吸系统：面色苍白、口唇发绀、咳嗽、咯血、呼吸困难、呼吸急促；肺部哮鸣音、细湿啰音，肺动脉瓣区第二心音亢进、奔马律。② 胸膜炎性胸痛，运动或呼吸时胸痛加重；胸腔积液体征即胸膜摩擦感、胸膜摩擦音等；③ 深静脉血栓形成(DVT)表现：双下肢肿胀，皮肤温度增高，小腿后侧、大腿内侧等部位存在压痛等。

【应急预案】

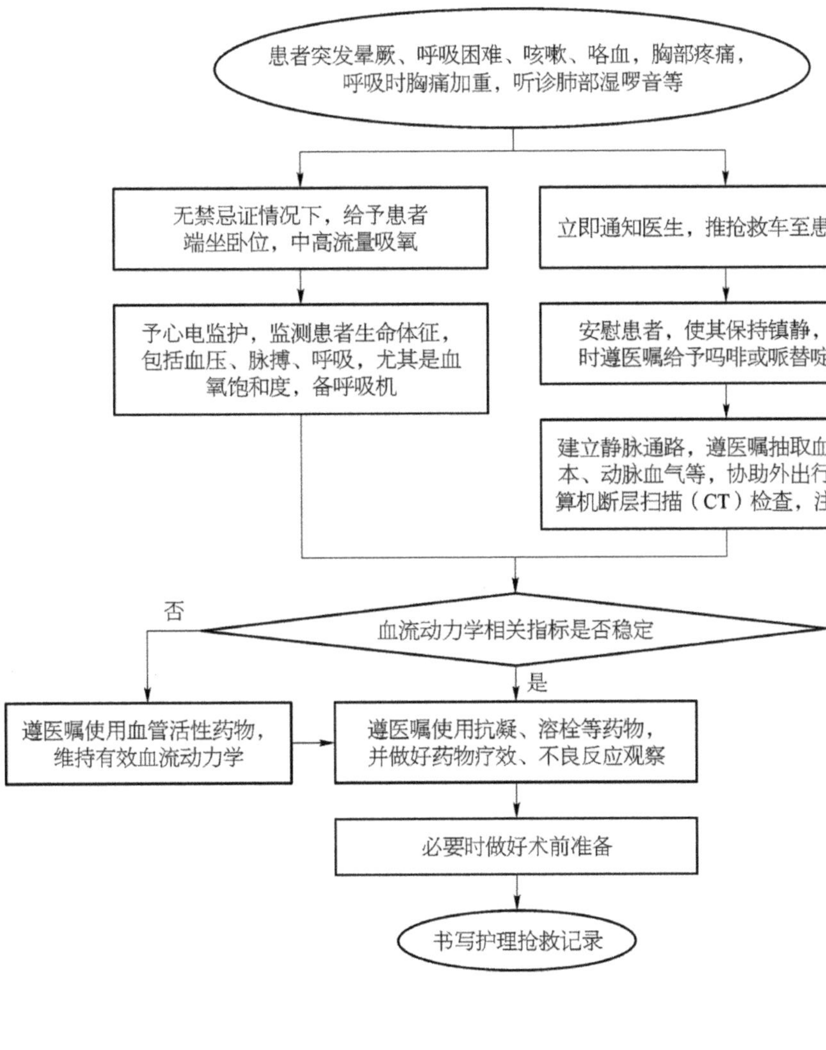

第九节　颈动脉开放手术后突发窒息应急预案

【病情评估】

▶ 临床表现

（1）全身表现：① 生命体征：血压先升高，后逐渐下降，脉搏加快且微弱甚至消失，血氧饱和度持续下降，呼吸逐渐变浅而缓，严重者呼吸停止、心脏骤停；② 烦躁不安、反应迟钝、神志淡漠，甚至昏迷；③ 休克表现：全身湿冷，少尿甚至无尿等。

（2）局部表现：① 呼吸困难、心悸，口唇、颜面部青紫等；② 颈部肿胀明显，气管向健侧偏移。

【应急预案】

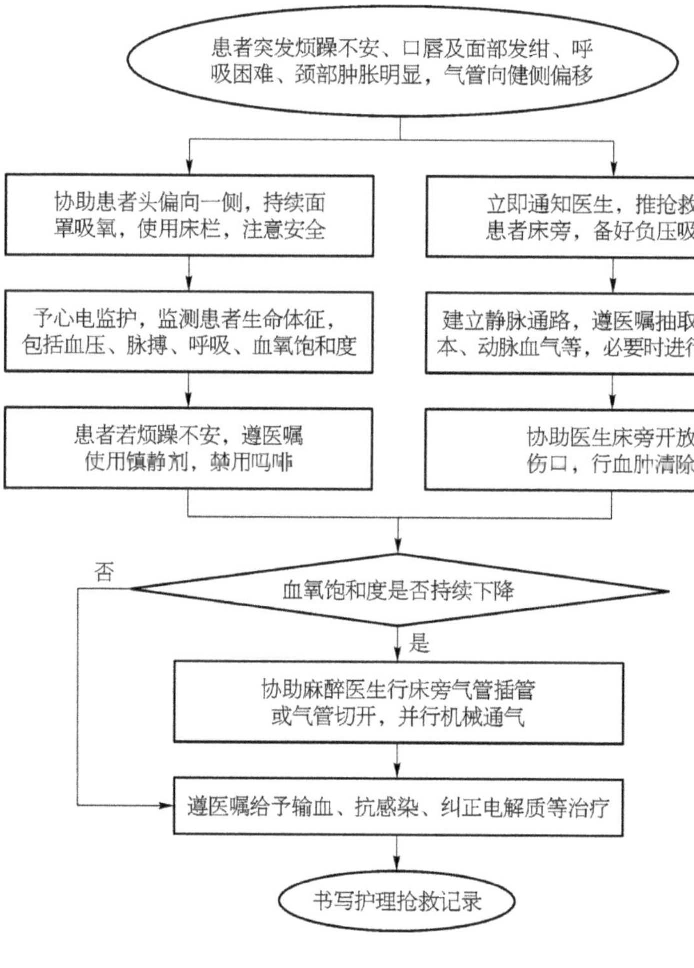

第十节　急性下肢动脉栓塞应急预案

【病情评估】

▶ 临床表现

(1) 疼痛(pain)：患者可无明显诱因突发患肢剧烈疼痛，疼痛部位最早位于栓塞部位，逐渐向远端发展。

(2) 动脉搏动减弱或消失(pulselessness)：栓子完全阻塞动脉管腔时，阻塞部位以远端动脉搏动不可触及，当阻塞不完全时，动脉搏动微弱。

(3) 皮肤苍白(pallor)：随着肢体缺血的发生、发展，下肢皮肤颜色呈蜡白色或发绀状。

(4) 皮肤温度降低(poikilothermia)：阻塞部位以下皮肤温度降低。

(5) 感觉异常(paresthesia)：患肢感觉麻木，或感觉丧失。

(6) 功能障碍(paralysis)：运动功能障碍。

【应急预案】

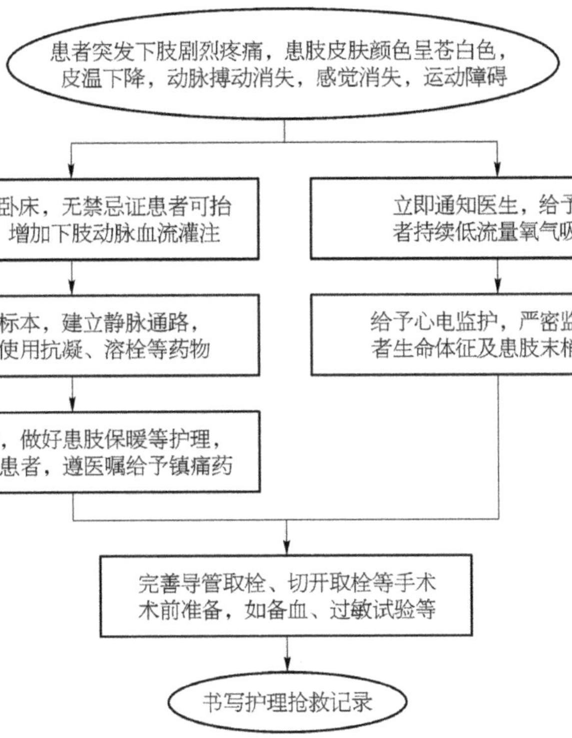

第十一节 下肢骨筋膜室综合征应急预案

【病情评估】

▶ 临床表现

(1) 患肢肿胀：部分患者患肢可伴有水疱。

(2) 患肢皮肤颜色：出现潮红、苍白、发绀，甚至大理石花斑样改变。

(3) 下肢远端动脉搏动：减弱或消失。

(4) 患肢疼痛：进行性加重，部分患者可伴有牵拉痛。

(5) 尿液：尿量减少，尿液颜色为酱油色。

【应急预案】

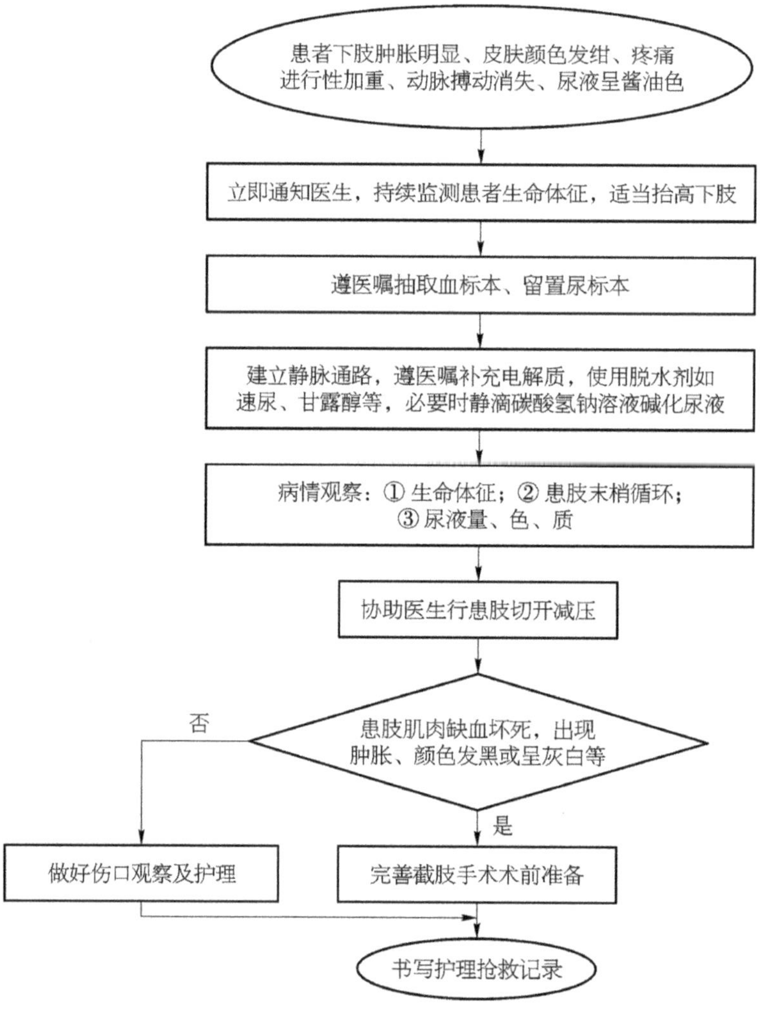

第三章 胸外科疾病应急预案

第一节 胸腔大出血应急预案

【病情评估】

1. 临床表现

（1）全身表现：① 生命体征：心率加快，脉搏细速，初期血压无明显变化或略上升，失代偿期血压下降，脉压差降低，CVP 下降；② 烦躁不安，反应迟钝，严重者出现神志淡漠，瞳孔散大，对光反应差等情况；③ 休克表现：患者面色苍白，全身皮肤湿冷，口唇肢端青紫，尿量减少等。

（2）局部表现：① 引流管在短时间内引流出大量鲜红色血性液体，引流液温热，引流量＞200 mL/h 或呈持续增加趋势，连续 3 h 及以上；② 伤口短时间内有大量鲜红色血性渗液，伤口敷料湿透，局部肿胀。

2. 血常规或血气分析　血红蛋白、血细胞比容呈急剧性下降。

【应急预案】

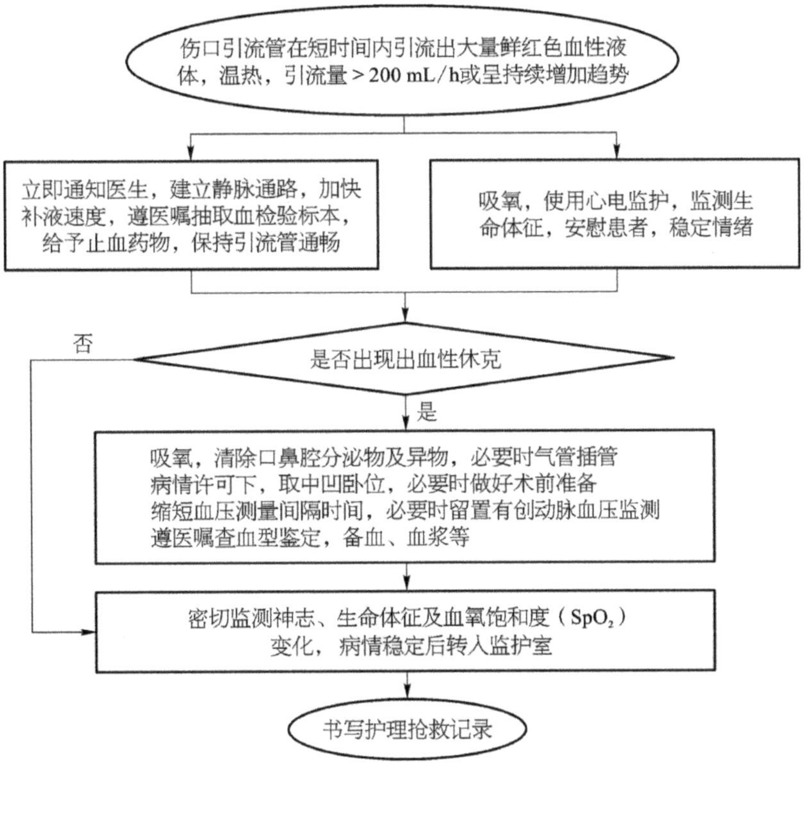

第二节 急性呼吸衰竭应急预案

【病情评估】

1. 临床表现

(1) 全身表现：① 生命体征：心率加快、血压上升、呼吸困难、频率加快，SpO_2 下降，缺氧进一步加重时会突发休克的症状；② 精神、神志改变：轻度二氧化碳潴留可出现多汗、烦躁、昼眠夜醒，随着二氧化碳潴留的加重，患者可出现神志淡漠、谵妄、间歇抽搐、扑翼样震颤、昏睡、昏迷、视神经乳头水肿等肺性脑病症状。

(2) 局部表现：① 呼吸系统：呼吸费力、喘鸣、窘迫，当 $SpO_2<85\%$时可出现口唇、指甲等处的明显发绀，听诊两肺布满哮鸣音或湿啰音；② 心血管系统：患者可出现心律失常，如室性早搏、室性心动过速、房颤等。伴右心衰竭时，出现颈静脉怒张、肝脾肿大、全身水肿等症状，严重者也可突发室性心动过速、心室颤动甚至心脏骤停。

2. 血气分析　动脉氧分压（PaO_2）<60 mmHg，伴或不伴动脉二氧化碳分压（$PaCO_2$）>50 mmHg，$SpO_2<75\%$，pH<7.35 提示失代偿性酸中毒，pH>7.45 提示失代偿性碱中毒。

【应急预案】

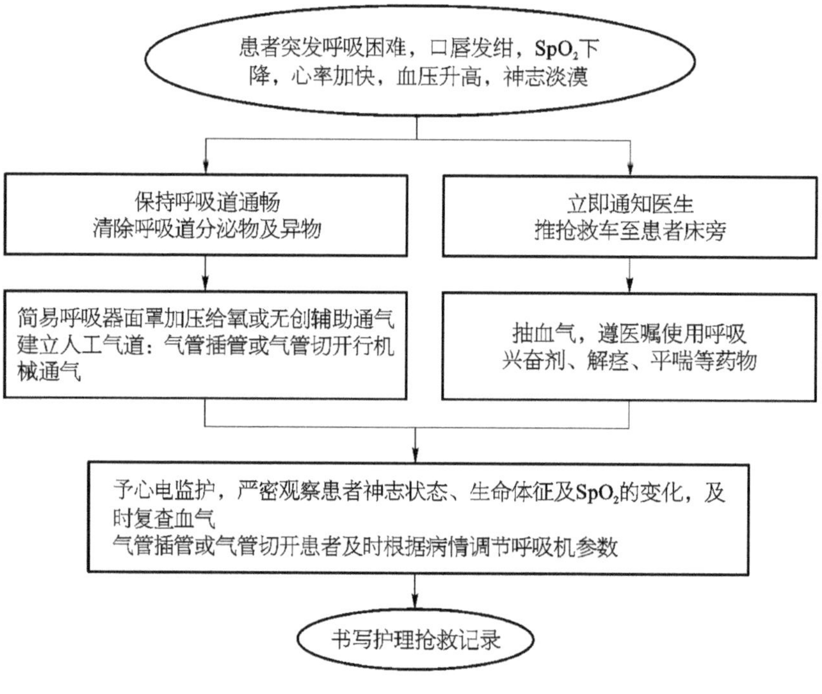

第三节　肌无力危象应急预案

【病情评估】

1. 临床表现

(1) 全身表现：① 生命体征：早期血压可正常或升高，后期心率加快、血压上升、心动过缓等；② 精神、神志改变：起初表现为头痛，严重者出现呼吸衰竭所引起的肺性脑病症状；③ 肌力表现：患者出现咽喉肌受累、舌肌无力、四肢瘫软、肌力下降等症状。

(2) 局部表现：① 呼吸系统：呼吸困难、胸闷气短、发绀、咳嗽、咳痰无力，听诊两肺布满哮鸣音或湿啰音；② 心血管系统：颈静脉怒张、肝脾肿大、全身水肿等症状；③ 消化系统：恶心、呕吐、腹痛、腹泻、大小便失禁、肠鸣音亢进等。

2. 血气分析　PaO_2 降低，伴或不伴 $PaCO_2$ 升高，SpO_2 降低，也可出现失代偿性酸碱中毒。

【应急预案】

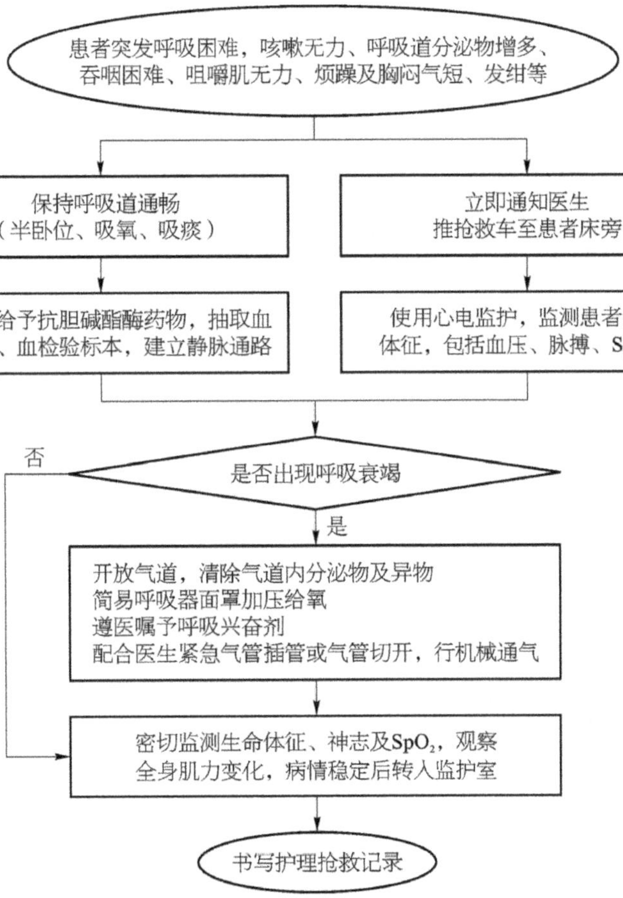

第四节 导管滑脱应急预案

【病情评估】

▶ 临床表现

(1) 气管插管滑脱：呼吸机报警，提示气道压力过低和分钟通气量过低，患者出现低氧血症，表现为呼吸费力、胸闷、喘息、SpO_2 下降等，严重者会出现呼吸衰竭、烦躁、面色发绀、血压上升、心率加快，听诊肺部哮鸣音或湿啰音，血气结果显示 PaO_2 降低，伴或不伴 $PaCO_2$ 升高。

(2) 胸管滑脱：伤口局部渗血、渗液，发生气胸时会出现呼吸困难、烦躁、大汗淋漓、发绀、脉率加快、血压降低、气管移向健侧、颈静脉怒张，听诊呼吸音变弱，胸片检查显示胸腔积气、肺萎陷、纵隔移位，并有纵隔和皮下气肿的征象。

(3) 胃管、造瘘管滑脱：胃管、造瘘管滑脱时负压引流迅速呈正压状态，且无引流液流出，后期将出现上腹部饱胀感、呃逆、反酸、嗳气、口苦，严重者出现恶心、呕吐、胃部疼痛及“烧心样”感觉，查体胃部叩诊呈鼓音或振水音。

(4) 伤口引流管滑脱：长时间无引流液流出，伤口局部或周围有胀痛、渗血、渗液，引流持续增多会出现血压下降、心率加快。

(5) 中心静脉导管滑脱：输液外漏、穿刺点出血、肿胀，严重者出现空气栓塞则会迅速出现发绀、呼吸困难、胸部疼痛以及烦躁不安，还可进展成血压下降、意识不清，甚至发生休克等症状。

【应急预案】

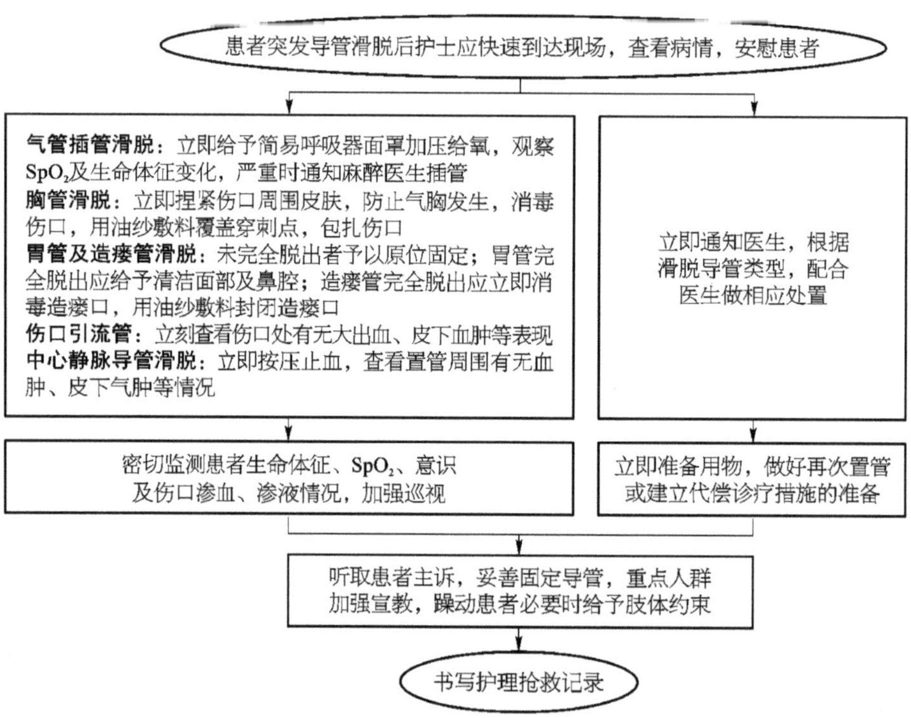

参考文献

[1] 安徽省医学会胸外科专业委员会，安徽省临床肿瘤学会胸部肿瘤外科专业委员会，安徽省抗癌协会肺癌专业委员会. 肺部手术后慢性咳嗽诊疗中国专家共识[J]. 中国胸心血管外科临床杂志，2024，31(1)：1-10.

[2] 高血压肾病诊治中国专家共识组成员. 高血压肾病诊断和治疗中国专家共识(2022)[J]. 中华高血压杂志，2022，30(4)：307-317.

[3] 葛均波. 迎接我国结构性心脏病介入治疗的新时代[J]. 中国介入心脏病学杂志，2021，29(2)：61-62.

[4] 广东省护士协会心血管疾病护理分会，南方心血管护理联盟. 心房颤动患者介入手术围术期护理专家共识[J]. 中华介入放射学电子杂志，2024，12(1)：1-9.

[5] 国际血管联盟中国分部护理专业委员会. Stanford B 型主动脉夹层腔内治疗围术期护理规范专家共识[J]. 介入放射学杂志，2023，32(9)：833-840.

[6] 国际血管联盟中国分部护理专业委员会. 动脉粥样硬化性颈动脉狭窄临床护理规范专家共识[J]. 介入放射学杂志，2024，33(7)：704-710.

[7] 国际血管联盟中国分部护理专业委员会. 腹主动脉瘤临床护理规范专家共识[J]. 军事护理，2024，41(8)：1-7.

[8] 国际血管联盟中国分部护理专业委员会，上海市护理学会外科护理专业委员会. 硬化剂注射治疗原发性下肢浅静脉曲张围手术期护理规范专家共识[J]. 介入放射学杂志，2024，33(2)：109-114.

[9] 国际血管联盟中国分部护理专业委员会. 肾动脉狭窄腔内治疗护理规范专家共识[J]. 军事护理，2024，41(5)：1-5.

[10] 国家卫生健康委员会国家结构性心脏病介入质量控制中心，国家心血管病中心结构性心脏病介入质量控制中心，中华医学会心血管病学分会先心病经皮介入治疗指南工作组. 常见先天性心脏病经皮介入治疗指南(2021 版)[J]. 中华医学杂志，2021，101(38)：3054-3076.

[11] 国家心血管病中心，《冠状动脉旁路移植术后心脏康复专家共识》编写委员会. 冠状动脉旁路移植术后心脏康复专家共识[J]. 中国循环杂志，2020，35(1). 4-15.

[12] 国家心血管病中心. 国家基层高血压防治管理指南(2020 版)[J]. 中国循环杂志，2020，36(3)：209-220.

[13] 国家心血管病中心心肌病专科联盟，中国医疗保健国际交流促进会心血管病精准医

学会，心肌病心内膜心肌活检及病理检查临床应用指南专家组. 心肌病心内膜心肌活检及病理检查临床应用指南[J]. 中国循环杂志，2024，39(12)：1145－1155.
[14] 贾立群，杨玲. 心脏黏液瘤的研究和诊疗进展[J]. 癌症，2021，40(3)：91－96.
[15] 李海燕，李蓉，植艳茹，等. 中老年患者院内发生静脉血栓栓塞症风险预测模型的研究[J]. 中华护理杂志，2020，55(1)：68－73.
[16] 廖福顺，游宇光. 经皮心肌内室间隔射频消融治疗肥厚型梗阻性心肌病进展[J]. 中国介入影像与治疗学，2024，21(4)：247－251.
[17] 米元元，黄海燕，尚游，等. 中国危重症患者肠内营养治疗常见并发症预防管理专家共识(2021 版)[J]. 中华危重病急救医学，2021，33(8)：903－918.
[18] 上海市医师协会胸外科医师分会，上海市肺移植工程技术研究中心. 肺移植手术护理配合专家共识(2022 版)[J]. 中国胸心血管外科临床杂志，2022，29(11)：1395－1401.
[19] 王世杰，王寅，董念国.《感染性心内膜炎外科治疗中国专家共识》解读[J]. 临床心血管病杂志，2022，38(9)：696－699.
[20] 王祖禄，韩雅玲. 2022 年 ESC 室性心律失常患者管理及心源性猝死预防指南新增章节和部分更新内容解读[J]. 中华心血管病杂志，2022，50(12)：1229－1232.
[21] 张华，张宇，宣学习，等. 肥厚型梗阻性心肌病患者室间隔肥厚及二尖瓣射频消融术相关指标的影响[J]. 心肺血管病杂志，2023，42(10)：1001－1006.
[22] 赵灵利，李婷婷，吴一凡，等. 布加综合征介入治疗围手术期患者的个体化护理效果评价[J]. 传染病信息，2020，33(4)：347－349.
[23] 郑倩倩，王丽丽，王金荣. 心包穿刺术的临床研究进展[J]. 中国急救复苏与灾害医学杂志，2022，17(11)：1528－1532＋1536.
[24] 郑屹，刘彤. ESC 心脏肿瘤学委员会急性冠脉综合征和急性心包疾病评估和管理共识解读[J]. 中国循证心血管医学杂志，2022，14(5)：513－514.
[25] 中国高血压联盟《夜间高血压管理中国专家共识》委员会. 夜间高血压管理中国专家共识[J]. 中华高血压杂志，2023，31(7)：610－618.
[26] 中国冠状动脉旁路移植术后二级预防专家共识组，中国医师协会心血管医师分会冠心病外科学组，中华医学会胸心血管外科学分会冠心病外科学组. 中国冠状动脉旁路移植术后二级预防专家共识(2020 版)[J]. 中华胸心血管外科杂志，2021，37(4)：193－201.
[27] 中国康复医学会. 稳定性冠心病康复治疗与护理实践中国专家共识[J]. 中华内科杂志，2023，62(12)：1406－1417.
[28] 中国康复医学会. 心血管病预防与康复专业委员会. 心房颤动患者心脏康复中国专家共识[J]. 中华内科杂志，2021，60(2)：106－116.
[29] 中国抗癌协会肿瘤介入学专业委员会. 经桡动脉入路外周介入中国专家共识[J]. 介

入放射学杂志，2023，32(3)：205－214.
[30] 中国抗癌协会肿瘤营养专业委员会，中华医学会肠外肠内营养学分会. 肿瘤患者肠内营养耐受不良专家共识[J]. 肿瘤代谢与营养电子杂志，2023，10(4)：505－508.
[31] 中国老年医学学会高血压分会，北京高血压防治协会，国家老年疾病临床医学研究中心(中国人民解放军总医院，首都医科大学宣武医院). 中国老年高血压管理指南2023[J]. 中华高血压杂志，2023，31(6)：508－538.
[32] 中国药理学会. 实体器官移植他克莫司个体化治疗专家共识[J]. 中国医院用药评价与分析，2021，21(12)：1409－1424.
[33] 中国医疗保健国际交流促进会心血管病学分会. 冠心病合并2型糖尿病患者的血糖管理专家共识[J]. 中国循环杂志，2024，39(4)：342－352.
[34] 中国医师协会高血压专业委员会. 高血压急症的问题中国专家共识[J]. 中华高血压杂志，2022，30(3)：207－218.
[35] 中国医师协会高血压专业委员会. 经皮冠状动脉介入治疗术后血压管理中国专家共识[J]. 中华高血压杂志，2022，30(6)：506－513.
[36] 中国医师协会心血管内科医师分会结构性心脏病专业委员会. 经导管主动脉瓣置换术中国专家共识(2020更新版)[J]. 中国介入心脏病学杂志，2020，28(6)：301－309.
[37] 中国医师协会心血管内科医师分会结构性心脏病专业委员会. 中国经导管左心耳封堵术临床路径专家共识[J]. 中国介入心脏病学杂志，2019，27(12)：661－672.
[38] 中国医师协会心血管内科医师分会，中国康复医学会心脏介入治疗和康复专业委员会，中国医院协会心脏康复管理专业委员会. 经导管二尖瓣缘对缘修复术患者心脏康复中国专家共识[J]. 中国介入心脏病学杂志，2023，31(4)：252－265.
[39] 中国医师协会医学机器人医师分会胸外科专业委员会筹备组. 机器人辅助纵隔肿瘤手术中国专家共识(2019版)[J]. 中国胸心血管外科临床杂志，2020，27(2)：117－125.
[40] 中华人民共和国国家卫生健康委员会医政医管局. 食管癌诊疗指南(2022年版)[J]. 中华消化外科杂志，2022，21(10)：1247－1268.
[41] 中华医学会肠外肠内营养学分会护理学组. 肠外营养安全输注专家共识[J]. 中华护理杂志，2022，57(12)：1421－1426.
[42] 中华医学会麻醉学分会麻醉与肿瘤学组，中国抗癌协会肿瘤麻醉与镇痛专业委员会. 食管癌手术加速康复策略麻醉专家共识[J]. 中华医学杂志，2024，104(3)：171－179.
[43] 中华医学会麻醉学分会“胸外科手术预康复管理专家共识”工作小组. 基于加速术后康复的胸外科手术预康复管理专家共识(2022)[J]. 协和医学杂志，2022，13(3)：387－401.

[44] 中华医学会小儿外科分会心脏学组,国家儿童医学中心心血管专科联盟. 儿童先天性心脏病相关性肺高压诊断与治疗指南[J]. 中华小儿外科杂志,2022,43(11): 966-980.

[45] 中华医学会心电生理和起搏分会,中国医师协会心律学专业委员会. 左心耳封堵工作委员会. 左心耳干预预防心房颤动患者血栓栓塞事件: 目前的认识和建议(2023)[J]. 中华心律失常学杂志,2023,27(6): 463-489.

[46] 中华医学会心血管病学分会动脉粥样硬化与冠心病学组,中华医学会心血管病学分会介入心脏病学组,中国医师协会心血管内科医师分会血栓防治专业委员会. 冠心病双联抗血小板治疗中国专家共识[J]. 中华心血管病杂志,2021,49(5): 432-454.

[47] 中华医学会心血管病学分会,海峡两岸医药卫生交流协会高血压专业委员会,中国康复医学会心血管疾病预防与康复专业委员会. 中国高血压临床实践指南[J]. 中华心血管病杂志,2024,52(9): 985-1032.

[48] 中华医学会心血管病学分会,中国生物医学工程学会心律分会. 抗心律失常药物临床应用中国专家共识[J]. 中华心血管病杂志,2023,51(3): 256-269.

[49] 中华医学会心血管病学分会,中国生物医学工程学会心律分会. 心房颤动诊断和治疗中国指南[J]. 中华心血管病杂志,2023,51(6): 572-618.

[50] 中华医学会心血管病学分会,中国医师协会心血管内科医师分会,中国医师协会心力衰竭专业委员会. 中国心力衰竭诊断和治疗指南 2024[J]. 中华心血管病杂志,2024,52(3): 235-275.

[51] 中华医学会心血管病学分会,中华心血管病杂志编辑委员会. 经导管主动脉瓣置换术围术期护理中国专家共识[J]. 中华心血管病杂志,2024,52(9): 1033-1043.

[52] 中华医学会心血管病学分会,中华心血管病杂志编辑委员会. 中国慢性冠脉综合征患者诊断及管理指南[J]. 中华心血管病杂志,2024,52(6): 589-614.

[53] 周莉莉,郭鸽,杨丽莉,等. 肥厚型梗阻性心肌病患者行经皮室间隔射频消融术并发症的护理[J]. 中华急危重症护理杂志,2024,5(8): 728-730.

[54] Baudin E, Caplin M, Garcia-Carbonero R, et al. Lung and thymic carcinoids: ESMO Clinical Practice Guidelines for diagnosis, treatment and follow-up[J]. Annals Oncology, 2021, 32(4): 439-451.

[55] Ettinger D S, Wood D E, Aisner D L, et al. NCCN Guidelines Insights: Non-Small Cell Lung Cancer, Version 2. 2021[J]. Journal National Comprehensive Cancer Network, 2021, 19(3): 254-266.

[56] Taylor R S, Long L, Mordi I R, et al. Exercise-based rehabilitation for heart failure: Cochrane systematic review, Meta-analysis, and trial sequential analysis[J]. JACC Heart Fail, 2019, 7(8): 691-705.

www.ingramcontent.com/pod-product-compliance
Lightning Source LLC
LaVergne TN
LVHW070619061026
849580LV00019B/2939
* 9 7 8 7 5 4 7 8 7 1 1 5 7 *